蘇珊娜・卡哈蘭◎著　張瓊懿◎譯

SUSANNAH CAHALAN

BRAIN on FIRE

MY MONTH OF MADNESS

獻給那些　沒有診斷出來的人

目錄

這類癲癇的許多患者提到，他們會有一種「似曾相識」的感覺，或是和它相反的「前所未見」的感受，也就是什麼事情都變得很陌生，就好比我先前在公司廁所遇到的經驗；還會有見到光暈，或是整個世界變得不成比例的感覺，就像我前去採訪約翰・華爾許時，在走道上遇到的經驗；另外還會畏光、對光極度敏感，就像我在時代廣場時發生的那樣。這些都是顳葉癲癇常見的症狀或徵兆。

顳葉癲癇的患者中，有大約百分之五到六的人有過靈魂出竅的經驗，發生時，患者會有看得到自己的感覺，而且通常是由上往下俯視。

第二部　時鐘
THE CLOCK

負責連結視覺影像和情感認知的大腦部位受損時，患者會對人事物產生似曾相識的感覺，或是某種親密感和熟悉感，但就是無法把它們和過去的經驗連結起來。出現這種配對錯誤的情形時，我們的大腦為了要解釋這種情緒不調節的感受，於是便編造出一個又一個精心策劃過的偏執幻想。

她的筆還沒停，我就自己宣布：「我有多重人格障礙。」可罕醫生耐心的點了點頭。我挑的是精神病領域裡最具爭議的診斷，現在改名為「解離性身分障礙」，患者會表現出多種完全不相關的身分，而且經常對於自己的其他身分不知情。有些醫生認為確實有這種情形，但有些醫生不認為（特別在極具代表性的患者「西碧」被發現是捏造的故事後）。許多解離性身分障礙患者常伴隨有其他精神疾病，像是思覺失調症。

想知道海馬迴對大腦迴路有多重要，看看除去海馬迴後會造成什麼影響，就明白了。最有名的案例發生在一九三三年，七歲大的亨利．莫雷森（醫界過去一直以H.M.稱呼他）被一輛腳踏車撞到，導致腦部嚴重受損，此後就經常發生癲癇，而且情況一次比一次劇烈。在他二十七歲時，醫生決定移除他大腦裡看似會引起癲癇的一小部分組織，也就是海馬迴。手術復原後，亨利果然不再有癲癇發作的情形，但也同時失去了產生記憶的能力。

手術後發生的事，他就什麼都記不住了。所有新訊息都只能停留二十秒左右，之後便消失了。

二〇〇五年，戴爾瑪醫生曾在極有名的神經科學期刊《神經醫學年鑑》上發表過一篇文章，研究對象是四名患有明顯精神病症狀和腦炎的年輕女性。她們都有腦脊液中白血球數量過多、思考混亂、記憶問題、幻覺、妄想，以及呼吸困難等症狀；同時，她們的卵巢也都長了一種名為畸胎瘤的腫瘤。不過，最令人吃驚的，是這四名患者都出現了某種可以和大腦特定區域，特別是海馬迴區域結合的抗體。因著某種不明原因，腫瘤加上這些抗體，為她們的健康帶來了嚴重的威脅。

30 大黃……217

一群住院醫師和醫學院學生來到我的病房。帶頭的那名年輕人完全無視於我的存在，開始向那群菜鳥醫師介紹起我的病症。「這個病例相當有趣。」他們眉飛眼笑的聽著，有幾位甚至發出了「嗚」和「哇」的讚嘆聲。

31 真相大白……223

「百分之五十的患者同時發現卵巢有畸胎瘤。如果是這種情況，醫生可能會切除患者的卵巢，以防萬一。」

我父親從椅子上赫然起身。他衝到那個瘦巴巴的年輕醫生面前，用手指指著他的臉。「他媽的，你給我滾出去！現在就滾！」

32 百分之九十……229

33 回家……235

就我的狀況而言，再次出現精神病的行為其實是病情轉好的表現，因為復原的過程往往和它的進程是反過來的順序：我先經過了精神病的狀態，才變成僵直症，現在得往回走，才會回復到正常。阿爾斯蘭醫師並沒有事先告訴我們這件事，原因是那時大家不知道會有這樣的發展。要再等兩年，戴爾瑪醫生才會發表文章探討這件事，大家也才普遍明白這個現象。

34 加州之夢……240

第三部　追憶似水年華

IN SEARCH OF LOST TIME

她的苦難並沒有因為我出院而結束，相反的，她現在得和這個帶著惡意的陌生人同住，而這位陌生人不但是她的親生女兒，還曾是她最要好的朋友。她承受的痛苦絕對不亞於我，但我沒有展現出一絲同情，反而是把她的痛苦當成是一種對我的侮辱，認為這代表她無法接受因為生病而有缺陷的我。

我們對額葉的認識主要來自於五〇、六〇年代那些極具爭議的額葉切除手術。其中有一個因為羅絲瑪麗·甘迺迪而惡名昭彰的低劣手法，叫「冰錐」額葉摘除法。過程中，醫生會先翻開患者的眼瞼，然後將金屬錐從眼球上方伸入眼眶，在大腦鑿個數分鐘。這個粗糙的手法會嚴重破壞額葉的神經連結，手術過後的患者可能會情感遲鈍或者有小孩子般的行為。有些患者甚至會完全失去思考能力和情感，就像傑克·尼克森在《飛越杜鵑窩》裡扮演的藍道·麥墨菲一樣。

它和其他類型的腦炎或自體免疫型疾病畢竟非常不一樣。很難找到還有哪一種疾病可以讓患者這麼澈底的失去自我，這麼的接近死亡，但是，在幾個月後竟可以幾乎是毫髮無傷的走了出來。

如果我生病的時間提早個三年，也就是戴爾瑪醫師認識這個抗體之前，結果會不會不一樣呢？三年的時間造成的差別可能是完好的生命、毫無生活目的可言的療養院，甚至是冰冷的墓碑嗎？

對不知情者來說，抗NMDA受體自體免疫型腦炎的患者的確看起來像妖魔鬼怪。想像一下，有個小女孩原本好端端的躺在床上，突然全身開始嚴重抽搐，身體被拋上拋下了幾次後，開始以陌生而低沉的男音說話，接著她的身體嚴重扭曲變形，以螃蟹般的姿態下樓，一邊發出蛇般的嘶嘶聲，一邊還濺出血來。這個令人毛骨悚然的場景來自著名電影《大法師》，不過它描繪的情節，就像許多患有抗NMDA受體自體免疫型腦炎的孩子的行為。

作者的話
Author's Note

沒有人可以證明有遺忘這回事。我們僅僅知道，有時我們會想不起試圖想起的事。

——尼采（Friedrich Nietzsche）

這場病影響了我的大腦，所以生病那幾個月的事，我只記得某些真實事件的片段，還有一些短暫但歷歷在目的幻想。其餘絕大多數的時間，都是一片空白，或是隱隱約約、反覆變動的情景。由於我不記得那段時間發生了什麼事，所以寫這本書的同時，我也在尋找自己失落的過去。我利用擔任記者時學到的技巧，藉著收集證據——包括和醫生、護士、朋友和家人們做了數百場訪談；數千頁的醫療紀錄；我父親在這期間寫的日記；離婚的爸媽在醫院用來保持聯繫的筆記；醫院攝影機在我住院時錄下的影像；一本又一本寫滿回憶、諮詢和感想的筆記等等，來重建自己那段閃爍不明的過往。這本書除了幾個人的名字和特徵修改過，可說完全沒有虛構，既是回憶錄，也是報導文學。

雖然如此，我仍必須承認，我本身恐怕不是很可靠的消息來源。不管我做了多少研究，這些定義「我是個怎麼樣的人」的意識知覺，在當初都是不存在的。另外，我是有偏見的，這畢竟是我的生命，所以在這個故事的核心，不但存在著新聞學裡的這個老毛病，還糟糕一百倍。這當中一定有我誤會的事、我沒辦法解開的謎，還有許多我忘記和沒寫出來的時刻。除去這些，所剩的，就只是一名記者藉著重拾遺忘的過去，來探索她內心最深處包含性格、記憶、認同等的歷程。

序言 Preface

起初，只有一片黑暗和寂靜。

「我的眼睛是張開的嗎？哈囉？」

我沒辦法判斷自己的嘴巴是否在動，也不知道有沒有其他人在場。太暗了，什麼都看不到。我眨了一次、兩次、三次眼睛。一股沉悶而不祥的預感湧上胸口。我認得這種感覺。大腦裡的想法就像和在蜜糖漿裡一樣，緩緩浮現，慢慢轉換成語言，然後一個字一個字的問：我在哪裡？為什麼我的頭皮會癢？大家到哪兒去了？

周遭事物逐漸顯露出影像，起先只有針孔般的大小，然後慢慢向外擴張，直到所有東西都從晦暗中浮現，在我的眼前聚焦。過了一會兒後，我才認出它們：是電視機、布簾、床。

我當下就知道必須離開這裡。我傾身向前，但是有個東西把我困住了。我伸手摸了摸，這才發現身上穿著一件厚厚的背心。那叫什麼來著？束縛衣，它把我固定在床上。我拉住兩邊的金屬護欄想要起身，但是束縛帶再次深深嵌進我的胸口，我只勉強挪了幾英寸。我的右手邊有一扇關起來的窗戶，看出去是街道。車子，黃色的車子。計程車。我在紐約。在家。

就在我以為可以鬆一口氣時，我見到她了。穿紫色衣服的小姐。她正盯著我看。

「幫我！」我大叫。但她無動於衷，彷彿什麼事都沒發生一樣。我再次衝撞困住身體的束縛帶。

「別再這樣了，」她用我熟悉的牙買加腔調，低聲說道。

「西碧（Sybil），是妳嗎？」不，不可能。西碧是我小時候的保姆，我長大後就沒見過她了。她為什麼在這時候重回我的生命呢？「西碧，我在哪裡？」

「在醫院。妳最好冷靜下來。」她不是西碧。

「好痛。」

穿紫色衣服的小姐俯下身來，胸脯掠過我的臉龐。她幫我把束縛解開來，先是右邊，接著左邊。手臂終於可以活動後，我出於直覺舉起右手摸了摸自己的頭。但摸到的不是頭髮或頭皮，而是一頂棉帽。我扯掉它，生起氣來。我伸手繼續檢視著頭，發現上面有一排又一排的塑膠導線。我拔掉其中一條（好痛！），拿到眼前端詳，是粉紅色的。我的手腕上有一只橘色的塑膠手環。起先我看不太清楚上頭寫的字，瞇起眼睛對焦一下子後，字變清晰了：「有逃脫風險。」

我感覺有對奇怪的翅膀在腦子裡嗡嗡作響。

——維吉尼亞・吳爾芙（Virginia Woolf）

《作家的日記：維吉尼亞・吳爾芙的日記摘選》

A Writer's Diary: Being Extracts from the Diary of Virginia Woolf

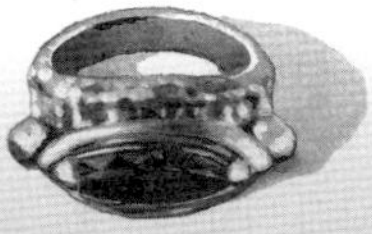

第一部　瘋狂

CRAZY

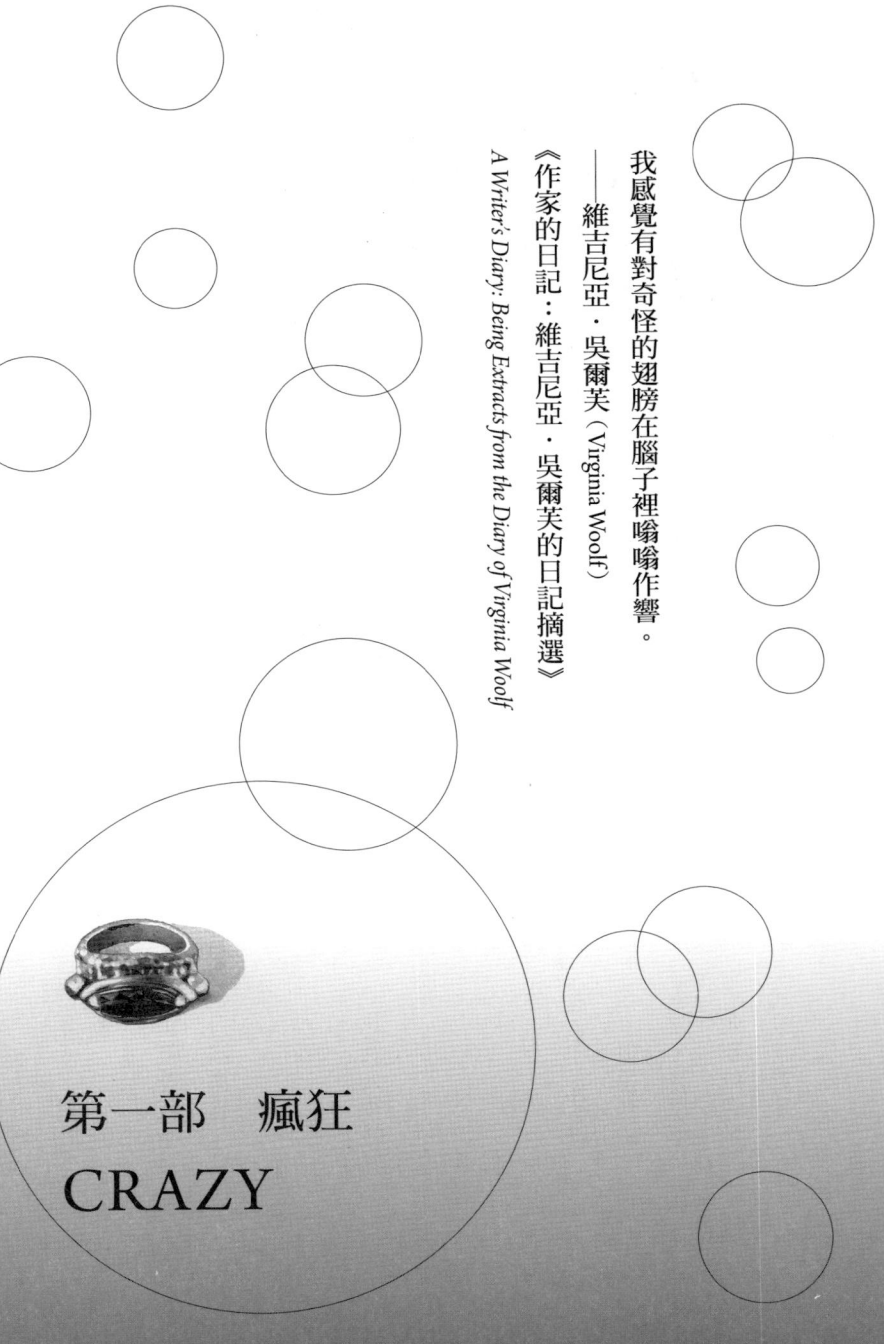

1

惱人的臭蟲
Bedbug Blues

也許真的是臭蟲惹的禍，一隻實際上不存在的臭蟲。

某天一早起床，我發現左手臂的青筋上有兩個紅點。那是二〇〇九年初，紐約市無不瀰漫著一股臭蟲危機：辦公室、服飾店、電影院裡人人自危，連公園的長板凳都可能是牠們的藏身之處。我不是個容易緊張的人，但是已經連續兩個晚上夢見了像指頭一樣長的臭蟲，會擔心屋裡有臭蟲是有道理的，所以我仔細的把整間公寓搜過一次，但是除了手臂上這兩個紅點，並沒有發現任何可疑之處。我甚至找來除蟲專家再檢查一遍。這名西班牙裔的工人不辭辛勞的搜遍整間公寓，甚至連床墊都翻過來找了，一些我壓根兒沒想過要打掃的角落，他也打著手電筒巡過。最後他鄭重宣布，我的住處沒有蟲害。但是我不相信，我要他找個時間過來噴殺蟲劑。他很有良心，要我再等等，不要為了一隻心理作用產生的蟲子，花一大筆冤枉錢。但是我不斷施壓，極力說服他：我的公寓、我的床，還有我的身體都有蟲爬過。最後他拗不過我的糾纏，終於答應會再回來幫我除蟲。

我雖然極度不安，卻不想讓同事們發現我日益焦慮。道理很簡單，誰會想和身上有臭蟲的人打交道呢？隔天上班時，我裝作若無其事的走進《紐約郵報》（*New York Post*）的新聞編輯部，來到我的辦公隔間。我小心翼翼的遮住手臂上的傷口，儘量表現出沒事、一切正常的樣子。雖說「正常」在這家報社並不是頂重要的事。

《郵報》雖然熱衷新鮮的事物，但是它的年紀可說和美國一樣大。《紐約郵報》是亞歷山大・哈彌爾頓（Alexander Hamilton）在一八〇一年所創立的，是美國目前連續發行時間最長的報紙。問世的第一個世紀，它就參與了廢奴運動，也促成了中央公園的誕生。然而，今天的新聞編輯部卻像是個令人窒息的巨穴，裡頭塞著一排又一排的辦公隔間，以及滿坑滿谷的檔案櫃。櫃子上放的，要不是經過大半世紀仍用不到的資料，就是被遺忘的文件。牆面上有靜止的時鐘、倒掛著等待乾燥的花束、猴子騎牧羊犬的照片，還有六旗樂園（Six Flags）[1]送的泡棉手指……等，記者們跑新聞帶回來的戰利品。擺在桌上的個人電腦跟古董一樣老，影印機則有一匹小馬那麼大。原本是吸菸室的小房間現在成了儲藏室，外頭貼了一張陳舊的告示牌，告知大家吸菸室已經不復存在。難不成有人會不小心進這個四面八方都是監視器的小房間抽菸嗎？我十七歲就在這裡實習，在這個自成一格的小世界裡一待就是七年。

辦公室裡經常是大夥兒嗡嗡嗡的忙成一團，特別是截稿時間將屆時，編輯的叫罵聲、記者的談話聲，以及叩叩叩的敲鍵盤聲總不絕於耳，標準的小報編輯部景象。

「搭配這圖說的那張照片死到哪兒去了？」

「他怎麼會不知道她是賣淫的？」

「從橋上跳下去的那個人，襪子是什麼顏色？」

放眼所見都是腎上腺素高漲的新聞記者，場面混亂得就像獨缺酒精的酒吧。這組工作人員在《郵報》是頗為獨特的一群：我們有行裡最頂尖的頭條新聞筆者、最會跑獨家新聞的狗仔，還有隨便就可以與人結交，但也能輕易和人結仇的A型工作狂。但是大部分的時候，新聞編輯室其實是死氣沉沉的，就像今天一樣，大家忙著讀法院來的文件、訪問的資料或報紙，整個編輯室安靜得像太平間。

我走過一排排以綠色曼哈頓街道路牌標示的辦公隔間——自由街（Liberty Street）、拿騷街（Nassau Street）、松柏街（Pine Street）和威廉街（William Street）。《郵報》還位在南街海港區（South Street Seaport）時，就是坐落在這四條街包圍起來的區域。接著，我朝著自己那個位在松柏街的辦公桌走去，準備展開今天的工作。我在一片寂靜當中坐了下來，勉強對隔壁桌的安琪拉（Angela）擠出笑容。安琪拉是我在《郵報》最要好的朋友。我小小聲

1〔編註〕六旗樂園是全球最大的主題樂園連鎖品牌。

的問她，生怕問題會打破寧靜：「你知道被臭蟲咬會怎樣嗎？」

我常開玩笑說，如果我生了女兒，我會希望她就像安琪拉一樣。從很多方面來說，安琪拉都是我在這間編輯室裡的英雄。她來自皇后區，稍大我幾歲。三年前我們剛認識時，她還是個說話輕聲細語、個性內向的女孩。原本在小型週報工作的她自從來到《郵報》後，就在這份大城報紙的壓力洗禮下，逐漸成長為《郵報》最優秀的記者，貢獻了不少相當精彩的報導。幾乎每個星期五晚上，我都可以見到安琪拉在電腦螢幕上同時開了好幾個視窗，一次寫著四個故事，讓人對她不禁心生佩服。現在，我亟需聽聽她的意見。

聽到臭蟲這個駭人的詞，安琪拉立刻嚕著椅子倒退好幾步。「別告訴我妳身上有臭蟲，」她半開玩笑的說。我想要讓她看看手臂上的傷口，但還沒開始講這慘事，我的電話就響了。

「準備好了嗎？」打電話來的是負責星期日報紙的新編輯史蒂夫（Steve）。他不過三十多歲，就已經擔任週日報的主編，也就是我的頂頭上司。雖然他個性友善，我卻始終有點怕他。每個星期二，他底下的記者都得和他開提案會議，報告自己這個星期天打算發表什麼新聞。聽到他的聲音時，我嚇壞了，因為我完全忘了這件事。以往我通常會準備三個提案，不見得都是一流的，但總有東西可以提出來講，可是這一次我什麼都沒準備，連瞎掰個幾分鐘的內容都沒有。我怎麼會出這種狀況？根本不該忘記這個會議的，它是每個星期的例行公事，大家向來戰戰兢兢，有時候甚至會為了它，假日來公司加班。

我立刻將臭蟲的事拋到腦後，瞪大眼睛看著安琪拉，然後從椅子上站起來，勇敢的期待到了史蒂夫的辦公室後，一切都會迎刃而解。

我緊張的回到「松柏路」上，朝著史蒂夫的辦公室走去。進去後，我在保羅（Paul）旁邊坐了下來。保羅是週日新聞的編輯，我們是很熟的朋友了，還在念大三的時候，我就經由親友介紹和他認識了。我對他點頭示意，但是不敢和他目光交會。我稍微扶正鼻梁上那副古板而且布滿刮痕的粗框大眼鏡。一名從事公關的朋友曾說過，這副眼鏡就是我最好的避孕藥，「戴上它，就不會有人想和妳上床了。」

大家安靜的坐著，我試著要從熟悉且偉大的保羅那裡得到一些安慰。保羅白髮早發，加上不時把幹掛在嘴邊當語助詞，因此全身上下散發著新聞人的氣質。

大三那年暑假，我和保羅經由家人的朋友介紹認識，他給了我一個擔任記者的機會。頭幾年我只是個跑腿的，負責的事包括注意突發新聞，並提供相關消息給另外一名記者寫成報導。而我主導的第一件案子，也是保羅給的，要調查的是某間紐約大學兄弟會[2]裡燈紅酒綠的故事。我完成了那篇報導，交出稿子時還附上了我加入他們玩投杯球

2〔譯註〕一種以兄弟情誼為基礎，招收在校學生的學生社團組織。

（beer pong）[3]的照片。看完我的報導後，保羅對於我能夠這麼放得開印象深刻。雖然這篇報導從來沒有刊出來，但是在那次之後，保羅派了更多工作給我，我也在二〇〇八年受僱成為《郵報》的正式員工。而現在，我居然什麼都沒有準備的坐在史蒂夫的辦公室裡，不禁覺得自己真的很沒用，枉費保羅那麼尊重我、對我有信心。

沉默逐漸加劇。我終於還是抬起頭，只見史蒂夫和保羅都盯著我看，等著我開口。於是我只好開口，期待能說出些什麼。「我在一個部落格上看到這個故事……」我說道，很努力的想要從這個半成品中拼湊出什麼來。

「妳再這樣下去真的不行，」史蒂夫打斷我的話。「妳必須想出些更好的東西，知道嗎？不要再沒有準備就來了。」滿臉通紅的保羅也在一旁點頭。打從在高中編校刊到現在，這是我第一次覺得自己不適合從事新聞工作。我為自己如此無能感到憤怒，忿忿的逃離了那場會議。

「妳還好吧？」我回到座位上時，安琪拉這麼問道。

「嗯。妳知道，我很不擅長這工作，沒什麼大不了的，」我冷冷的開著玩笑。

她笑了，露出幾顆歪歪斜斜、可愛的門牙。「別這麼說，蘇珊娜。發生什麼事了嗎？別放在心上，妳可專業了。」

「謝謝妳，安，」我回道，啜了一口冷掉的咖啡。「只是最近不太順心。」

那天晚上，離開位於第六街的報社大樓後，我往西走，路上反覆思索著這悲慘的一天。穿過擠滿觀光客的時代廣場後，我回到位在地獄廚房[4]的公寓。彷彿住在紐約的作家就該這麼生活似的，我租了一間小公寓，睡的是沙發床。從我的公寓可以看見其他幾棟公寓的中庭。這間公寓出奇的靜，清晨吵醒我的通常不是警笛聲，也不是垃圾車聲，而是某戶陽台上的一名風琴手。

我對手臂上的傷口依舊無法釋懷，雖然除蟲專家一再保證沒什麼好擔心的，我還是決定做好請他來殺蟲的準備。那晚，我把一些可能窩藏臭蟲的東西都扔了，進垃圾桶的包括我的最愛──《郵報》的剪報。看著數百篇報紙文章，我不禁覺得記者這份工作還真是多彩多姿：受害者與嫌疑犯、充滿危險的貧民區、監獄和醫院……，偶爾，還得二十四小時輪班躲在攝影車裡，等著捕捉明星的風采，或者說得正確點，「偷拍」明星的照片。我向來熱愛這份工作，怎麼會突然變得這麼怕它呢？

把這些寶貝丟進垃圾袋時，我的目光在幾則頭條新聞多停留了一會兒。其中一

3〔譯註〕將乒乓球投入水杯中的一種競賽。

4〔譯註〕地獄廚房是紐約曼哈頓島西岸的一個區域，正式名稱為柯林頓（Clinton），早年是著名的貧民窟，以環境雜亂落後、族群衝突嚴重和犯罪率高而聞名。

件，是我入行以來負責過的最大案件：在監獄裡獨家採訪綁架兒童的凶手麥克．戴夫林（Michael Devlin）。當時全國性的媒體對這件事並不熱衷，我也還只是華盛頓大學聖路易斯分校（Washington University in St. Louis）的大四生，但是戴夫林卻兩度接受我訪問。故事沒有就這樣結束。戴夫林的律師看到這篇報導時氣炸了，不但抹黑《郵報》，還申請了禁止報導令，要求禁止報導還在審理的這起案件以及公開談論它。地方和全國性的電視節目紛紛對我用的手法展開辯論，並質疑起監獄訪談和小報倫理等問題。那段時間我打了好幾次電話跟保羅哭訴，我們的關係也因此變得更為密切。最後，報紙和編輯們都站在我這一邊。這件事雖然把我搞得灰頭土臉，但我的胃口也因此養大，成了「駐監獄記者」。戴夫林最後被判了三個無期徒刑。

還有一則講豐臀的報導〈眼前與背後的危機〉（Rear and Present Danger），這個標題到現在還會讓我發笑。那回我假扮成想要花少少錢豐臀的脫衣舞孃，和一名非法執業的女士約在城中的一家旅館碰面。我把褲子褪到腳踝，光著屁股接受檢驗，檢驗完後她宣布：「一邊屁股一千美元。」我的屁股整形所需的費用，硬是比向《郵報》檢舉的那個小姐說的多了一倍。

新聞界的工作很精彩，我也向來喜歡像寓言的現實故事勝過虛構的小說，但是我怎麼也想不到，有一天，自己的生活也會荒誕離奇到登上我摯愛的報社報紙。

回憶過去讓我暫時露出笑顏，但是這份報導最後還是進了垃圾袋——「去吧！」我不屑一顧的說道，清掉了這些曾經是我全部世界的瘋狂故事。這麼做，在當時看來像是不得已，但這樣無情的把多年心血全部扔掉，說來實在不符合我的個性。我很念舊，總捨不得扔掉東西，小學四年級寫的詩、二十多本國中以來寫的日記，到現在都還留著。我擔心屋裡有臭蟲，與工作時忘這忘那、以及突然有股衝動想整理這些剪報等等，在當時的我看來彼此間沒有多大的關聯，如今想來卻可能是我精神錯亂的徵兆。這種不時覺得身上有蟲在爬的症狀有個正式名稱，叫蟲寄生妄想症（Ekbom syndrome），由於患者常誤以為自己身上有寄生蟲，所以通常會先找除蟲專家或皮膚科醫生協助，而不是精神科方面的專家，也因此我們不太了解這類疾病，患者自個兒也往往不知情。事後證明，我的問題確實比手臂瘙癢或忘記開會要嚴重得多。

澈底清理了幾個小時，確定家裡沒有蟲子後，我的情況還是沒有改善。跪在黑色大垃圾袋旁，我的胸口突然感到一陣抽痛，不知怎麼的有種心碎和死亡臨到的恐慌。好不容易站了起來後，我的頭開始劇烈發疼，就像偏頭痛那種眼冒金星的感覺，雖說我從沒有偏頭痛過的經驗。我踉踉蹌蹌的走進浴室，雙腿和身體還是不聽使喚；我覺得自己彷彿陷入了流沙。肯定是得了流感，我這麼告訴自己。

但是，就像有可能根本沒有臭蟲咬我一樣，我得的恐怕也不是流感。不管原因是什麼，總之，是某種型態的病原體侵入了我的身體，某個微小的病菌啟動了這一切。或許，是幾天前在地鐵上打了個噴嚏的那名乘客，一口氣將數百萬個病毒散播給車上的其他人；或許，病菌是跟著食物進到我的體內，或是經由皮膚上的小傷口進來的——或許就是從蟲咬的其中一個傷口進入的？

我的大腦又開始胡思亂想了。

醫生們也不知道我怎麼會生了這病。如果真的是因為有人打了噴嚏，我頂多染上感冒而已，但是它卻把我的世界搞得天翻地覆，差點就得在精神療養院度過餘生。

2

穿黑色蕾絲胸罩的女孩

The Girl in the Black Lace Bra

幾天過後，我在男朋友史提芬（Stephen）的床上醒來時，心情輕鬆愉悅，開會的事、臭蟲的事好像都離我遠去了。前一天晚上，我帶史提芬去我父親在布魯克林高地（Brooklyn Heights）的住處，見了我父親和繼母吉賽兒（Giselle）。對交往已經四個月的我們來說，這算是向前邁了一大步。此前，史提芬已經和我的母親見過面了。我爸媽在我十六歲時離婚，爾後我和媽媽較常見面、也比較親，父親則令我敬而遠之，我們之間從來沒有真正敞開胸懷過（他和吉賽兒已經結婚一年多了，但是我和我弟一直到最近才知道這件事）。不過，至少在昨晚的美食佳餚中，大家相談甚歡。我和史提芬都覺得整個過程非常順利。

事後我父親坦誠，那次見面時，他認為史提芬應該只是暫時卡位的，不會是長期交往的對象，但是我一點兒也不這麼想。我們雖然剛開始交往，卻早在六年前、我還十八歲的時候就認識了。那時，我們曾一起在新澤西州薩米特（Summit）的一家唱片行打工。

我們會打打鬧鬧來消磨上班時間，但是沒有發展出更深一層的關係，主要原因是他足足大了我七歲（對一個十多歲的孩子來說，他實在是有夠老的）。一直到去年秋天的一個晚上，我們在東村（East Village）參加了一場兩個人都認識的朋友舉辦的派對，才又遇上。把酒言歡中，我們發現彼此都排斥短褲、也都喜歡巴布・狄倫（Bob Dylan）的專輯《納許維爾的天空》（*Nashville Skyline*）。史提芬有一種慵懶隨興、可以徹夜不回家的迷人氣質。他留了一頭樂手的蓬亂長髮、有著癮君子般削瘦的骨架，懂得相當多音樂知識，像活的百科全書一般。但是他最吸引我的，是那雙真誠值得信賴的眼睛、毫無掩飾的眼神，那讓我覺得可以和他交往一輩子。

那天早上，我在他位於澤西市（Jersey City）寬廣（和我的相比）的公寓裡醒來。在床上伸展了身子後，我察覺這公寓裡現在就只有我一個人。史提芬一早就出門練團去了，整天都不會在家，想要待下來或離開全隨我的意。大約一個星期前，我們交換了公寓的鑰匙。這是我第一次和交往對象發展到這程度，但是我對於這麼做一點懷疑都沒有。我們在一起時覺得很自在、很開心，有安全感而且彼此信任。但就在這時候，躺在床上的我突然興起了一個念頭：來看看他的電子郵件。

我怎麼會這麼不理性的嫉妒起來？這完全不像我。我向來理智，甚至從來沒想過這麼做。但這天，我不加思索的打開了史提芬的筆電，瀏覽起他的電子信箱。滑過了幾個月平淡無奇的信件後，終於讓我找到了——那是他的前女友寄來的信，信件主旨是「喜歡嗎？」點開信件後，我氣到心臟差點要從胸口蹦出來。她寄給史提芬一張照片，照片中的她剛剪了一頭俏麗的赫本頭，噘起雙唇，挑逗意味十足。看來史提芬沒有回覆這封信，但是我依然氣到巴不得砸壞那台筆電，把它扔了。我沒有就此停住，反而繼續搜尋，把他們交往期間的信件全挖了出來。大部分的信裡，史提芬都是以「我愛妳」三個字做為結尾，而我們到現在還沒對彼此這樣說過。我重重的闔上筆電，怒火中燒，卻說不上來自己到底在氣什麼。史提芬在和我交往後，就沒再和她聯絡，也沒有什麼不妥當的行為，但我卻覺得有必要找出他背叛我的跡象。

我躡手躡腳的走向黃色的IKEA梳妝台，但是中途，我突然僵住。萬一他在家裡裝了監視器怎麼辦？不，不可能。除了那些熱血過頭，想要監視家中新保姆的父母，有誰會在自己家裡裝攝影機呢？但是這想法卻揮之不去：如果他在監視我怎麼辦？他會不會是在測試我？這種陌生的妄想令我害怕，卻沒辦法讓我住手。我開始翻箱倒櫃，把抽屜裡的衣服全倒在地板上，終於，讓我找到了。

那是一個貼滿樂團貼紙的紙盒子，裡面有幾百封信件和照片，大都是他的前女友們。其中有一整排他和前任女友拍的大頭貼：他們嘟著嘴、深情的凝視對方、笑了，然後接吻。這一幕幕在我眼前上演，就像小時候玩的手翻動畫書一樣，我親眼看著他們的愛苗滋長。還有一張照片也是這個女孩，她穿著透明的黑色蕾絲胸罩，雙手放在乾癟的屁股上。看得出來那一頭金髮是染的，但是很好看，不會給人很騷貨的感覺。下面有一疊手寫筆記，有些甚至是史提芬青少年時期寫的，但最上面有一封信，又是這個女生寫的，她在信中提到，她在法國非常想念史提芬。裡頭有幾個可笑的錯字，於是我咯咯的大笑了起來。

就在我伸手拿下一封信時，我從梳妝鏡中看到了自己的模樣：身上只穿著內衣褲，大腿間放著史提芬的私密情書。鏡中的她是如此陌生，她的頭髮亂成一團、臉龐變了形，跟我熟悉的不一樣。這不像是我會做的事，我對自己的行為感到可恥。我到底怎麼了？我從來不曾偷看男友的東西。

我跑回床邊，打開手機一看：我已經浪費了兩個小時，感覺卻像是只過了五分鐘。一會兒後，我的偏頭痛又發作了，一樣伴隨著作嘔。這時我才驚覺左手怪怪的，像是有針在扎一樣。我不斷的握緊手掌又鬆開，希望刺痛的感覺消失，但是情況卻愈來愈糟。我趕緊把東西放回櫃子裡，不讓史提芬發現我偷看了他的東西，同時試著忽略左手的不適。但是沒多久，我的左手就完全失去了知覺。

3 胡蘿蔔 Carota

幾天過了，左手的刺痛感還是沒有退去，但更讓我在意的，是星期天在史提芬房裡發生的事，我為自己的行為深感罪惡。隔天上班時，我去尋求我的朋友特輯編輯麥肯琪（Mackenzie）協助，她的穿著舉止很端莊，有如電視影集《廣告狂人》（*Mad Men*）裡的人物。

「我做了一件很糟糕的事，」我穿著超級不合身的大衣，在報社大樓外的屋簷下向她告解。「我偷窺了史提芬的私密。我把他和前女友的照片全翻了出來，還偷看了所有的東西。我覺得自己好像中了邪一樣。」

她給了我一個我都明白的淺笑，然後隨意撥弄了垂在肩上的頭髮。「就這樣？這有什麼大不了的。」

「麥肯琪，這跟瘋子一樣。妳覺得會不會是避孕藥影響荷爾蒙分泌的關係？」我不久前開始用避孕貼片。

「別鬧了，」她這麼回應我，「蘇珊娜，所有的女人，特別是住在紐約的女人，都幹過這種事。我們都會想贏過別人，別太責怪自己，真的。下次不要再這樣就好了。」麥肯琪事後表示，當時她確實有點擔心，但是讓她擔心的，不是我偷看了史提芬的東西，而是我反應過度。

我發現保羅在不遠處抽菸，於是過去問了他相同的問題，我知道他一定會對我說實話。「妳沒有發瘋，」他向我保證。「而且也沒有什麼好擔心的。每個男生都會保留一些前女友的照片之類的東西，就像是戰利品一樣，」他試著跟我解釋。保羅是個不折不扣的男人：他食量大（一份雙層起司漢堡得外加培根，還要淋上肉汁）、賭得凶（一回在大西洋城的波哥大酒店〔Borgata〕玩二十一點，一把輸掉了一萬兩千元美金），而且生性嗜酒（贏錢的時候喝藍標的約翰走路，輸錢時喝十二年份的麥卡倫），他說男人是怎麼樣，準沒錯。

回到座位上，我發現自己的左手又開始麻了——還是它其實一直麻麻的？而且，這次還往下擴及到左邊腳趾。到底是怎麼回事？我不知道該不該擔心，於是打了電話給史提芬。

「我不知道怎麼解釋，就是麻麻的，」我在電話上對他說，因為電話線糾纏得很嚴重，我只好把頭盡量貼近桌面。

「是刺痛嗎？」他問道，電話中隱約傳來他撥弄吉他弦的聲音。

「大概是吧？我不確定，反正就很奇怪，我從來沒有這種感覺，」我說。

「會覺得冷嗎？」

「還好。」

「如果之後仍然覺得這樣，還是找醫生看一下吧。」我忍不住翻了白眼，說話的這位先生自己可是好幾年沒看過醫生了。我看我還是換個人問問。掛掉電話後，我把椅子轉向安琪拉。

「妳有打噴嚏，或者彎腰後覺得不舒服嗎？」她之所以會這麼問，是因為她阿姨最近因為打了個噴嚏，造成脊椎骨滑脫，所以總覺得手麻麻的。

「我覺得還是看一下醫生比較好，」另一名坐在附近的記者插了話。「或許是我看了太多《診斷之謎》（*Mystery Diagnosis*），但有些疾病真的很可怕。」

我當下對他的說法一笑置之，但是疑惑卻在我的大腦閃個不停。雖說渲染事實是記者的看家本領，但是大家都建議我看看醫生，讓我決定重新檢討自己不以為意的態度。我利用午餐休息時間打電話給我的婦產科醫師艾里．羅斯坦（Eli Rothstein）。我們認識很久了，甚至還在我媽媽肚子裡時，他就幫我媽看過病，所以我們的關係不像醫生和病人，反而更像朋友。

羅斯坦醫生通常很淡定，再加上我還年輕、身體也大致健康，所以我很習慣聽他告訴我一切都很正常。但是，在我跟他描述了這次的狀況後，他的聲音頓時一反常態，嚴正了起來：「我要妳儘快去看神經科醫生，而且立刻停用避孕藥。」他幫我安排當天下午就去看一位頗有名氣的神經科醫師。

他的反應讓我有點擔心，我立刻招了部計程車前往上城區，穿過了大街小巷後，司機先生放我在上東城一棟豪華的建築物前下車。大理石裝潢的大廳裡有幾個門衛，其中一名指示我從右邊一個沒有標示的木門進去。掛著水晶吊燈的大門入口和單調的辦公間顯得格格不入，感覺像是突然回到了七〇年代。等候區有三張花色不相稱的布椅，和一張淺褐色的格子沙發。我選擇在沙發上坐下來，並且盡量避開中間凹陷的地方。牆上掛了幾幅畫：墨水畫上的人物蓄了一把白色長鬍子，手上還拿了一根手術縫合針之類的東西，可能是某個天神吧；有一幅庭園景象；還有一幅宮廷裡的小丑。雜亂無章的擺設，讓我不禁懷疑這裡的東西，包括所有的傢俱，要不是從跳蚤市場買來的，就是從垃圾堆撿來的。

櫃檯上掛了幾個咄咄逼人的告示：「請不要在大廳打電話或等候病人！！！！！！看醫生前請付清所有款項！！！！！！」

「我要看貝里（Bailey）醫生，」我說道。櫃檯人員面無表情，頭也不抬的扔給我一份資料表。「填好。等著。」

我從來沒有見過比這個更簡略的醫療紀錄表，很快就把表格填好了。吃藥？沒有。過敏？沒有。開過刀或先前得過其他病症？我停頓了一下。大約五年前，醫生在我的下背部發現黑色素瘤。因為發現得早，所以動個小手術移除便沒事了，不需要化療或做其他治療。我把這件事寫了下來。除了那次初期癌症，我對自己的健康其實不怎麼在乎，或者說不怎麼負責。有些人有疑病症（hypochondriac），動不動就懷疑自己的身體有問題，而我則是另一個極端，即使是例行的檢查，也要我媽媽三催四請才會去，所以沒有人架著我，我便獨自來到這裡看醫生，可說是個奇蹟。婦產科醫師的語氣很不尋常，讓我頗為擔心，我必須有個答案。

為了保持鎮定，我把注意力集中在最弔詭、色彩最豐富的那幅畫上——以黑色勾勒出一張抽象的臉，有紅色的瞳孔、黃色的眼睛、藍色的下巴、箭頭般的黑色鼻子，還有那見不到嘴唇的笑容和狂亂的眼神。這幅畫深植在我的腦海裡，並且在接下來的幾個月反覆浮現。它不安而扭曲的面孔時而撫慰我、時而激怒我，並在我陷於最黑暗的時刻攻擊我。我後來得知這是畫家米羅（Miró）一九七八年的作品，取名叫「胡蘿蔔」（Carota）。

「卡拉罕！」護士吼著我的名字，還唸錯了。這事我常遇到，沒什麼。我走向前去。她領著我到一間空的檢查室，遞給我一件綠色袍子。一會兒後，門後傳來一個略微低沉的男音：「叩！叩！」掃羅．貝里醫生（Saul Bailey）的外表像爺爺一般，他一面介紹自己，一面伸出柔軟卻有力的左手，把我稍小的手握在他又大又厚實手中，緊接著說：「妳就是艾里的病人吧，告訴我你怎麼了。」

「我也不太確定，總覺得左手怪怪的，一直麻麻的，」我把手伸出來給他看，「腳也是。」

「嗯，」他說道，一邊讀著我的病史。「有得過萊姆症（Lyme disease）[5]嗎？」

「沒有。」他的某些舉動讓我忍不住想告訴他：「沒關係，我沒事。」彷彿不想讓自己成為他的負擔。

他點點頭。「好的，我們檢查一下。」

他進行了基礎神經學檢查，也為接下來的幾百項檢查揭開了序幕。他用槌子評估我的膝反射、用燈光照我的眼睛來測試我的光反射。接著，他用手推我張開的雙臂來評估我的肌力，並要我閉上眼睛，然後用手指碰觸鼻子。最後，他簡短地寫道：「檢查結果正常。」

「我們抽個血，做個例行檢查，另外我希望妳也做個磁振造影。目前沒看出什麼異常，但是保險起見，還是做一下，」他補充說道。

通常我是不會理會這種建議的，但是這一次，我決定聽醫生的話。一名瘦高、大約三十出頭歲的年輕技術員在實驗室裡等我，和我打過招呼後，他便帶我去換衣服。到了更衣間後，他要我把所有的衣服和首飾都脫掉，以免它們影響機器運作，然後換上一件棉質病人袍。他離開後，我照著指示脫掉衣服並把它們摺好，然後摘下我的幸運戒指，把它放進置物箱。那枚戒指是我的繼父送我的畢業禮物，十四K金打造的戒環上有一顆黑色的赤鐵礦貓眼，據說有避邪的功用。那名技術員在外頭等著，面帶微笑的領著我去磁振造影室，扶我爬上了檢查台，幫我戴上頭盔，然後在我光溜溜的腿下墊了一件毯子。之後，他就進另一個房間去監看檢查的過程。

躺在檢查儀器裡半個小時後，我聽到技術員的聲音從遠處傳來：「很好，可以了。」檢查台從儀器裡出來後，我脫掉頭盔、挪開毯子，然後站了起來。只穿著單薄的病人袍讓我感到很不自在。

技術員倚著牆站，對我笑了一下，問道：「妳是做什麼的？」

「報社記者，」我回答。

「是嗎？哪一家？」

「《紐約郵報》。」

「真的假的！我這輩子還沒有遇過真正的記者欸。」走回更衣間時的路上，他繼續說道。我沒有回應他，而是換回我的衣服，直接衝向電梯。我不想再和這個人說話，他

5〔譯註〕由蜱這種寄生動物傳給人的疾病，症狀有高燒、頭痛、筋骨痠痛、全身抽搐和起紅疹等等。

跟我搭訕讓我覺得很不舒服。檢查過程不愉快，結果也沒有發現什麼值得注意的事，倒是整個看診過程讓我覺得渾身不對勁，特別是那名技術員沒有惡意的攀談，就像那幅名為〈胡蘿蔔〉的畫一樣，在我不斷翻騰的大腦中，逐漸變成詭詐而惡毒的事。

幾個小時後，我的左手還是麻麻的。我下意識的想轉動手上的戒指，這才發現它不在手上，也才明白紛紛擾擾這一天後我損失了什麼。我把幸運戒指留在置物箱了。

———

「我的手還是會刺痛，妳覺得會有問題嗎？」隔天上班時，我又問了安琪拉，「而且我覺得有點獃獃愣愣的，不太像我自己。」

「會不會是得了流感？」

「真的很不舒服。我覺得自己發燒了，」我一邊說，一邊盯著失去戒指的手指。想著想著，我又焦慮起來，還有點想吐。我一直沒辦法對弄丟那只戒指的事釋懷，但又沒辦法鼓起勇氣打電話問他們，我怕他們告訴我戒指真的不見了。我很不理性的告訴自己：還是不要知道比較好。史提芬的樂團「太平間」（Morgues）今晚要在布魯克林區綠點（Greenpoint）的一家酒吧表演，我認為自己沒辦法去聽，這令我感覺又更糟了。在一旁看著我的安琪拉說道：「妳的氣色不太好，要不要我陪妳走回家？」

正常狀況下，我應該會拒絕她的好意，特別那天是截稿的星期五，大家通常會在辦公室忙到十點過後。但是我真的很不舒服，而且很氣，氣自己需要她護送我回家。每走幾步路，我就得停下來乾嘔一陣，以致於原本才五分鐘的路程，我們卻走了半個小時。回到我的公寓後，安琪拉堅持要我打電話給醫生。「這真的不太正常，妳這樣不舒服已經很久了，」她說。

我打了非看診時間的緊急電話給羅斯坦醫師，他很快就回撥了。

「我這邊有些好消息，昨天的磁振造影結果正常，我們也排除了中風或血栓，因為妳有用避孕藥，所以這兩件事是我原本最擔心的。」

「太好了。」

「嗯，但是安全起見，我希望妳暫時還是不要用避孕藥，」他說道。「磁振造影顯示妳脖子上的幾個淋巴結有稍微腫大的情形，我認為有可能是病毒感染，也許是單核白血球增多症（mononucleosis）[6]，但是還得看抽血檢查的報告結果才能確認。」

我差點笑了出來。二十多歲了還得接吻病。我掛上電話，安琪拉還在等著我告訴她結果。「接吻病，安琪拉。接吻病。」

6〔譯註〕主要發生於青少年，由於是藉由唾液和鼻涕傳染，因此被暱稱為接吻病（kissing disease）。

緊張的神情頓時從她的臉上消失，她也笑了起來。「真的假的？接吻病？妳幾歲呀，十三歲嗎？」

4 力挽狂瀾 The Wrestler

接吻病。為這困擾我多日的症狀找到了名字，讓我輕鬆了不少。星期六晚上我躺在床上自憐，但是隔天體力就稍微恢復了。晚上，我和史提芬，還有他最大的姊姊席拉（Sheila）和姊夫羅伊（Roy）去蒙特克萊爾（Montclair）附近看萊恩・亞當斯（Ryan Adams）的表演。我們先在一家愛爾蘭酒吧碰面，用餐區的上頭有盞燈火熠熠的古典吊燈。我點了炸魚薯條，但一點胃口也沒有。史提芬、席拉和羅伊聊他們的天，我則安靜的坐著。我之前和席拉和羅伊只見過幾次面，實在不想留下不好的印象，但又提不起勁。他們一定覺得我的個性很糟糕。服務生送來我的餐點時，我立刻就後悔了。那塊裹了厚厚炸粉的鱈魚好像會發光一樣，在燈光的照射下更顯得油亮，薯條也油膩得教人反胃。我翻弄著盤子裡的食物，希望沒有人發現我其實什麼都沒吃。

我們提早到了演唱會現場，但是裡面已經擠滿了人。史提芬想要離舞台近一點，所以不斷朝前面的人群擠去。我試著跟上他，但是愈往裡頭鑽，就愈覺得頭暈想吐。

我喊了他：「我不行了！」

史提芬只好打消他的念頭，陪我站在後場的一根柱子旁，我需要有那根柱子來支撐我的重量。我的包包彷彿有二十公斤重，但是地板上沒得放，所以我只好辛苦的把它背在肩上。

背景音樂愈來愈大聲了。我喜歡萊恩．亞當斯，也努力的想要狂歡，但是表現出來的，就只有虛弱的拍手。樂團的背後有兩盞五英尺高的霓虹燈閃爍，絢麗的燈光燃燒了我的視野。我可以感覺到群眾的脈搏跳動。我的左邊有個人點了根大麻，甘甜的菸味讓我喘不過氣來，身後的那對男女也朝著我的脖子呼出炙熱的氣息，我沒辦法專心聽音樂，這場演唱會簡直是個折磨。

演唱會結束後，我們搭席拉的車回史提芬在澤西市的公寓。一路上，他們三個聊著剛才樂團表現得多麼精彩，但是我依舊沉默不語。我向來有話直說，此時這麼安靜，令史提芬感到不大對勁。

「妳喜歡剛才的表演嗎？」史提芬輕推了我一下，伸手過來握住我的手。

「我記不得了。」

那個週末過後，我連續請了三天的假。這對任何人來說都算多了，何況是記者。記得當初採訪肉品加工區（Meatpacking District）[7]俱樂部的新聞時，我可以凌晨四點過後才到回家，然後在幾個小時後，依舊準時上班。我到現在還沒有請過病假。

終於，我決定讓媽媽知道我看診的事。聽我描述完身體的狀況，特別是只有身體左半邊會麻之後，她頗為擔憂。我只好一再告訴她只是接吻病。我爸爸在電話上聽起來還好，但是我第三天請假時，他堅持要到曼哈頓來看我。我們在時代廣場看了《力挽狂瀾》（*The Wrestler*），因為是早場，所以電影院裡空蕩蕩的。

「我一直試著忘記妳，」劇中的主角「公羊」藍迪這麼告訴他的女兒。扮演這個過氣職業摔角選手的，是歷盡滄桑的米基．洛克（Mickey Rourke）。「我一直試著假裝沒有妳這個人，但是我做不到。妳是我的寶貝女兒。而我，我現在只是一名身體殘破不堪的孤獨老人。我孤獨是罪有因得，我只期望妳不要恨我。」滾熱的淚水從我的臉龐流了下來。我有點難為情，試著停止啜泣，但這麼做的結果只有讓情況更糟。我什麼都沒說，就往電影院的廁所跑。我把自己鎖在廁所裡，讓自己盡情的哭到情緒緩和下來為止。整理好情緒後，我到洗手台去洗臉，完全顧不得隔壁洗手台那名中年金髮女士用異樣的目光看著我。她離開後，我凝視鏡中的自己。米基．洛克的演技真的讓我這麼感動嗎？還是

7〔譯註〕這地方過去是屠宰場和肉品加工區，現在則是時尚名品店林立的紐約潮區。

電影情節讓我想起和父親間的關係？我爸爸不是個熱情的人，就算對自己的孩子也是如此，他不會把「我愛你」之類的話掛在嘴上，據說這是一種缺陷，他唯一一次親吻自己的父親，是在他去世的時候。現在，他卻在百忙之中，撥空和我坐在空蕩蕩的電影院裡看電影。確實讓人不習慣。

振作一點，我這麼告訴自己。妳表現得很蠢。

我回到座位，父親似乎沒有注意到我剛才曾經情緒波動。我坐下來把電影看完，沒有再次崩潰。看完演出名單後，我父親堅持要陪我走回公寓，說是要幫我看一下蟲害的問題，但是很明顯的，他其實是擔心我的身體，也想多陪我一會兒。

「他們說妳得了接吻病，是嗎？」我媽媽奉《紐約》雜誌（*New York*）的醫師評比為聖旨，但是我父親完全不信任醫療權威。我點了頭，接著聳了聳肩。

來到公寓前的時候，我的胃又翻攪起那種莫名，但是逐漸變得熟悉的恐懼了。我突然覺得不想要他進我的公寓。就像大多數人一樣，在我還是青少年時，我父親也曾因為我的房間髒亂數落過我，所以這對我來說已經是家常便飯了。但是今天的我卻覺得羞愧無比，彷彿公寓裡會完全呈現我怎麼搞砸自己的人生似的。我怕讓他看到我生活的模樣。

「那是什麼鬼味道？」他在我開門時說道。

慘了。我把放在門旁那個藥妝店的提袋撿起來。「我忘了把貓大便拿去丟了。」

「蘇珊娜，妳要自己管好自己。妳已經是大人了，不可以再這樣過日子。」

我們兩個站在門口看著我的公寓。他說得沒錯，確實很邋遢——地上到處是髒衣服，垃圾桶的垃圾也滿出來了。三個星期前滅蟲公司來噴過殺蟲劑，我用來打包東西那些黑色大垃圾袋還扔得到處都是。他們沒有找到蟲，我身上也沒有再出現新的蟲咬傷口，所以那件事算是落幕了。況且，我多多少少也開始懷疑，或許，從來就沒有臭蟲。

5 冷豔玫瑰 Cold Roses

隔天是星期四，我回報社去上班了。除了完成一篇原本在寫的報導，還寫了兩篇新的，但是沒有一篇符合標準。

「請你先看一下律商聯訊（LexisNexis）[8]的資料，」史蒂夫看了我剛寫好的稿子後，這樣告訴我。

沒有安全感是這份工作的一項特質，我這麼告訴自己。記者經常懷疑起自己的能力，因為我們有時候就是腸枯思竭，幾個星期都寫不出好東西；有時候又彷彿下筆如有神，隨便就可以寫出令人叫好的作品。有時候，你覺得自己天生就是幹這行的，但有時候，又覺得自己根本入錯行，或許該換個工作。但最後，這些起起落落的感覺加總起來，總會互相抵消掉。可是為什麼我最近會一直陷在谷底呢？我已經有好幾個星期沒有覺得自己是稱職的記者了，這種體悟令我著實害怕。

我對自己的表現失望透底，決定今天提早回家，希望真的就只是接吻病。或許睡一覺後，一切就會恢復正常了。

那晚，我因為擔心而翻來覆去，徹夜難眠。隔天早上鬧鐘響時，我決定把它按掉，再請一天病假。睡了幾個小時後，我覺得不那麼累、也冷靜多了，原本那些病痛像是遙遠的夢魘，已經離我而去了。光明的週末帶來曙光。我打了電話給史提芬。

「走，我們去佛蒙特（Vermont）。」我用宣告，而不是詢問的語氣說道。我異父異母的哥哥在佛蒙特有間房子，幾個星期前我們就計劃要去那裡，後來因為我生病所以取消了。史提芬察覺到我不太對勁，不贊成我們倉促出門。就在這個時候，我的另一線電話響了。打電話來的是羅斯坦醫師。

「血液檢查的結果出來了。妳也沒有單核白血球增多症，」他說道。「妳現在覺得怎麼樣？」

「好多了。」

「那就好。肯定是某種病毒感染，現在已經被免疫系統解決了。」

有了這通電話的鼓舞，我再次打電話給史提芬，堅持收拾好行李，利用這個週末去度個假。那天下午，我們跟我媽媽借了車，往北開了四個小時來到佛蒙特的阿靈頓

8〔譯註〕全球領先的專業法律資訊資料庫，專門提供律師和法律專業研究人員權威的全球性法律資訊。

（Arlington），在那裡度過了一個美好的週末：星期六和星期日兩個早晨，我們都在「起床吃早餐」（Up For Breakfast）這家小餐廳吃早餐，然後到暢貨中心購物，接著又去滑雪，更正確一點說，應該是史提芬滑雪板，我在小屋裡讀我的《遠大前程》（*Great Expectations*）。星期天下了大雪，我們樂得被迫再待一晚，又多一天假了。終於，我答應和史提芬一起去滑雪。

我有過幾次滑雪的經驗，雖然稱不上是好手，但應付中等難度的坡道還難不倒我。但是，這一次的感覺不一樣。當冷風吹著我的臉、雪花打在我身上時，這座山突然變得陡峭起來。它從我的腳底往下延伸，既長且窄，充滿了威脅。我突然感到很無助，一下子全亂了方寸，有股那種我曾在書上讀過，但是沒有親身經歷過的「戰鬥或逃跑」的反應。

「準備好了嗎？」狂風中，史提芬的聲音聽來好遙遠。我想像著各種可怕的後果，心跳聲在我的耳際迴響：萬一我滑到一半摔倒怎麼辦？萬一史提芬棄我而去怎麼辦？萬一沒有人發現我的屍體怎麼辦？

「我沒辦法！」我大叫。「我不想滑了！拜託不要叫我滑！」

「妳可以的！」史提芬說道，但是他發現我陷入恐慌後，就不再勉強我了。「沒事的，我保證。我們慢慢來。」

我緊張的往下滑，史提芬跟在我的後面。滑了一半後，我的速度開始加快，突然覺得自己剛才怕成那樣很可笑。安全抵達山腳後，我意識到剛才的害怕不是單純的懼高，但是我對史提芬隻字未提。

星期一晚上，我回到我媽媽在新澤西的房子，依舊無法入眠，這次不是緊張，而是鄉愁。我翻出舊衣服，很開心終於又塞得進自從大二以後就卡在大腿、拉不上來的褲子。我肯定做對了什麼，我開心的這麼想。

我很快就會親身體驗到，這種病經常這樣起起落落的，患者會以為最糟的部分已經過去，殊不知它只是停歇片刻，不久後就會再次反撲。

6 美國通緝令 America's Most Wanted

星期二上班時，我辦公桌上的電話響了，是史蒂夫。對於我最近老是請假，而且表現得很不稱職，他好像已經原諒了我，至少，是願意再給我一次機會。「我要你在約翰・華爾許（John Walsh）明天早上到福斯新聞台（Fox News）接受訪問時，去採訪他。他正在製作一集關於毒品走私潛艇的節目，我覺得會是不錯的新聞題材。」

「沒問題，」我回他，試著展現出我過去那種渾然天成的熱情。可以訪問《美國通緝令》（*America's Most Wanted*）的主持人固然令人興奮，但我還是無法集中精神。首先，我得搜查相關的剪報資料，於是我撥電話給《郵報》的圖書管理員麗茲（Liz）。她在白天是名調查員，晚上則化身成女巫師。不知道怎麼搞的，我沒有請她幫我查資料，而是問她可不可以幫我算塔羅牌。

「過來吧，」她懶洋洋的說。

麗茲利用蠟燭、咒語和毒藥來施行現代巫術，她最近才獲封為三等女祭司，也就是說已經具備了教巫術的資格。她穿戴一排排的五芒星，以及史蒂薇・尼可斯（Stevie Nicks）[9]風格的衣服，冬天時還會披上黑斗篷。她的身上散發著焚香和廣藿香精油的味道，還有一對像小狗狗一樣楚楚可憐，但絕對值得信任的眼睛。雖然我對於巫術或所有宗教大抵都是抱持懷疑的態度，但是她散發出來的能量有某種吸引力，讓我想要相信。

「我想要找妳幫忙，」我說道，「最近不是很順心，妳可以幫我算一下塔羅牌嗎？」

「嗯，」她說道，接著拿出一疊塔羅牌。「嗯。」她抽出每一種象徵。「我看到好事。正面的事。」

「妳的工作會有些變動。《郵報》以外的自由業。就金錢上來看，會有好事發生。」

我專注的聆聽她解釋，身體裡彷彿有一彎平靜的江河流過。我一直渴望有個人告訴我一切都會沒事，告訴我我現在遇到的這些挫折，都不過是人生路上的小插曲罷了。但回頭看，麗茲或許不是尋求這類擔保的最佳人選。

「天啊，我覺得整個人輕飄飄的，」麗茲接著說道。

「嗯，我也是。」我真的是。

回到辦公位置，安琪拉看起來心情不大好。報社一個負責文藝消息的記者因為黑色

9〔譯註〕美國著名搖滾女歌手，歌聲、形象和穿著皆有女巫師的風格，甚至有她確實是女巫師的傳聞。

素瘤過世了。辦公室裡傳著一封電子郵件，通知大家星期五的喪禮流程。他不過才五十三歲，這讓我想起自己先前切除掉的黑色素瘤。這天我應該要好好搜尋約翰・華爾許的資料的，但是我就是沒辦法把這件令人難過的消息暫時放下。

又過了一個無法成眠的夜晚，隔天早上還有一點時間準備訪問，但是我把它拿來上網查黑色素瘤復發的機率。一直到九點五十分了，我還是完全沒有準備，但我打算就這樣上場去見華爾許，冀望船到橋頭自然直。華爾許在走道底的某間辦公室，我走在走道上時，牆上那些裱了框的《郵報》頭版開始向我靠過來，上面的頭條新聞忽大忽小。

比爾騙了我！

太空船在半空中爆炸，七人全數罹難

戴安娜王妃過世

情色與我

冷酷的希拉蕊

那些報紙圍繞著我，它們大口大口的吸氣、呼氣。我的視野愈來愈小，就像是透過相機鏡頭看這個走道一樣。日光燈閃爍不停，牆面向我靠過來，把我困在裡頭。但是天花板卻不停往上延伸，我彷彿置身於一座禮拜堂。我把手放在胸口，想要平息心跳，並提醒自己呼吸。我不害怕，那感覺比較像是從一百層樓高的窗戶往下看，你知道自己不會掉下去。

終於，我抵達了華爾許在等著我的那間辦公室。他剛才上福斯新聞訪問時化的妝還在，但是在熾熱的攝影棚燈光照射下，已經有點花了。

「嗨，你好，我是蘇珊娜．卡哈蘭，《郵報》的記者。」

不知怎麼的，見到他時，我首先想到的，是他不知道是不是想著他被殺害的兒子亞當（Adam）。一九八一年，亞當在一家百貨公司被綁架，那年稍晚，有漁夫在運河裡發現了他被砍下來的頭。腦海裡浮現那可怕景象的同時，我對著華爾許先生和他身旁精心打扮的公關小姐淺淺一笑。

「妳好，」公關小姐說道，瞬間把我的思緒拉回來。

「噢，嗨！是，我是蘇珊娜．卡哈蘭。我是記者，他們派我來採訪你。想要請問你關於那個，就是那個，你知道的，走私毒品那個，那個——」

華爾許為我接話，「潛水艇嗎？」

「他只有五分鐘，請你把握時間，」公關小姐說道，語氣顯得有點不耐煩。

「很多南美的毒品走私者正著手打造自己的潛水艇，」華爾許開始說道。「事實上不是真的潛水艇，只是像潛水艇一樣可以潛到水中的船隻。」我把他說的話記下來：「哥倫比亞人」、「自己打造」、「軌道大約十……」、「毒品，我們必須阻止毒品船……」，我聽不懂他在說什麼，所以只好把他的話斷斷續續寫下來，好讓他以為我很專心在聽。

「非常的詭詐。」

聽了這句話後，我開始大笑。我不知道自己為什麼笑，一直到現在，我還是想不透這句話有什麼好笑的。那名公關一臉疑惑的看著我，然後宣布時間到：「不好意思，必須在這裡打斷妳，約翰得走了。」

「我送你們，」我再度勉強自己展現出熱情，打算陪他們走到電梯口。但是我無法保持平衡，接二連三的撞上走道的牆面。到了門口，要幫他們開門時，我的手和門把的距離足足差了一尺遠。

「謝謝，謝謝你。我是你的超級粉絲、超級粉絲，超級大粉絲，」在等電梯時我滔滔不絕的說著。

華爾許很友善的以微笑回應，對這種沒有重點的告白大概習以為常了。這和我之前的採訪風格截然不同。

「我的榮幸，」他說。

我到現在還是無法得知——或許永遠不會得知，他對當天那個古怪的《郵報》記者做何感想，那則採訪後來也沒有被採用。接下來的七個月，我沒有任何的採訪工作。

7 再次上路
On the Road Again

我不記得那天採訪結束後，是怎麼回到家的，也不記得我怎麼面對工作上的再一次慘敗。但是度過了另一個失眠的夜晚後，我隔天照常去上班。我已經超過一個星期沒有睡好了。那是個美好的三月早晨，太陽露臉了，但是空氣仍然冰冷。過去六個月來，我每天都會經過時代廣場兩次，但是不知道怎麼搞的，這天來到它中間時，周圍的廣告突然將我團團圍住，我被困在那過分鮮豔的色彩中，脫不了身。我試著移開目光，不去理會襲捲而來的那一波波色調，但是，我辦不到。有一個口香糖廣告的藍色標誌像漩渦般的開始轉動，我脖子後的毛髮都立起來了，連腳趾頭都感受到這波色彩的震撼。奔騰的色彩帶給我一種細膩的感受，雖微弱卻驚心動魄。但是這種感覺只持續了一下子，因為我的注意力又轉到了左邊的電子看板，跑馬燈上寫著「歡迎來到時代廣場」，站在街道中央的我突然想吐。M&M的巧克力人墊起腳尖、快速轉動，直接刺激我的太陽穴，帶來一陣劇烈的偏頭痛。我完全沒轍，只好用手把眼睛矇住。接著，彷彿剛下雲霄飛車似的，我跌跌撞撞的來到第四十八街，走進報社。這裡的燈光也明顯過於明亮，但是比起剛才好多了。

「安琪拉，我想跟妳說件很奇怪的事，」我小聲說道，深怕其他人聽到，會認為我瘋了。「我一直看到很明亮的色彩，它們刺得我的眼睛很不舒服。」

「什麼意思？」她雖面帶微笑，但看得出來擔憂著我。我的行為一天比一天怪異，但是一直到這個早上，我飄忽不定的舉動終於讓她感到害怕。

「時代廣場。那些顏色、看板的顏色，它們好亮。我不記得它們之前有這麼亮。」

「妳的宿醉真的很嚴重。」她緊張的笑著說。

「我沒喝酒，我覺得自己快瘋了。」

「如果妳真的覺得不對勁，我覺得妳應該先回去，看一下醫生。」

我不知道我怎麼了。瘋子才會這樣子。

沒有辦法好好描述剛才發生的事讓我非常沮喪，我用雙手大力的拍了鍵盤。電腦螢幕突然亮了起來，既明亮又憤怒。我轉頭看看安琪拉是否也見到了，但是她還是自顧自的看她的電子信箱。

「我受不了了！」我大叫。

「蘇珊娜，蘇珊娜，怎麼了？」安琪拉問道，她被我突然爆發給嚇到了。我從來不是個情緒化的人。現在，大家都盯著我看了。我為自己的行為感到羞恥，兩行熱淚從臉上流下，沾濕了衣服。「妳怎麼哭了？」

我充耳不聞，沒有臉去解釋我自己也不懂的問題。

「要不要出去走一走？買杯咖啡？」

「不用，不用。我不知道自己怎麼了。我覺得一團糟，連自己為什麼哭也不知道，」我邊啜泣邊說。淚水掌控了我的全部，我成了它的囚犯。我愈是叫自己停下來，這種感覺就愈強烈。這樣的歇斯底里到底是打兒來的？我試著抓住任何我的大腦想得到的事，解析自己的生活，挑出所有我覺得不確定的因素。我沒辦法勝任工作。史提芬不愛我。我沒有錢。我瘋了。我很笨。同事們陸陸續續回到辦公室了，他們剛參加過世那個同事的喪禮回來，每個人都是一身黑衣。我沒有去參加喪禮，我的心思全給自己的問題占據了。我是因為這樣才哭的嗎？我跟這個同事一點也不熟。我是在為自己哭嗎？因為我害怕自己可能是下一個死去的人嗎？

坐在安琪拉對面的那個記者也轉過頭來，「蘇珊娜，妳還好嗎？」

我討厭別人注意我。我帶著嘲諷的看了她一眼，眼神裡充滿憎惡。「不要，問了。」

眼淚還在從臉上落下，但是我發現，我居然立刻就不難過了。我好了，不只好了，還很開心，不只開心，而是有股昇華的感覺，我這輩子從來沒有覺得這麼好過。眼淚還在流，但是我笑了。一股暖流沿著我的脊柱直衝上來。我想要跳舞，我想要歌唱，做什麼都好，就是不要坐在這裡，不要墜入想像的痛苦中。我到廁所裡洗了把臉。水嘩啦嘩啦的流，一間間的廁所隔間突然變得很陌生。怎麼我們都這麼文明了，大便時還會這麼緊挨在一塊呢？我看著廁所，聽著沖馬桶的聲音，不敢相信自己也上過這樣的廁所。

回到我的辦公桌時，我的情緒已經緩和下來了。我打了電話給麥肯琪，請她到樓下和我碰面。幾個星期前我因為偷窺男友的信而心裡過不去時，她的話很受用。我在報社大樓的後面找到她，她也剛從喪禮回來，身上穿著黑色衣服。我突然為我只想到自己而感到羞愧。

「真的很對不起，我不應該在妳難過的時候打擾你，」我說。「我知道我現在的行為很自私。」

「別這麼想，怎麼了？」她問道。

「我只是，只是，你有過覺得自己不是自己的經驗嗎？」

她笑了。「我很少有覺得自己是自己的時候。」

「不一樣，肯定是哪裡出了問題。我看到很明亮的顏色，我失控的大哭，我控制不了自己，」我說道，不斷從哭腫的眼睛拭去淚水。「妳覺得這是不是精神崩潰？妳覺得我要瘋了嗎？」

「聽著，蘇珊娜，這不是妳自己解決得了的事，妳得去看醫生。把妳的症狀全寫下來，就像在寫新聞報導那樣。不要遺漏掉任何細節。妳知道的，有時候毫不起眼的事，也有可能變成關鍵。」

這個建議實在太好了。我幾乎是跑回樓上，巴不得立刻動筆。但是回到位置後，我只寫了這些：

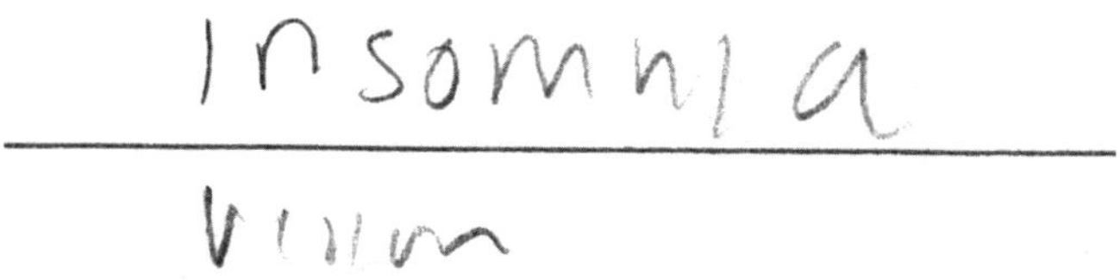

失眠　幻象

然後就開始塗鴉，但是我不記得畫了什麼，或是為什麼這麼畫：

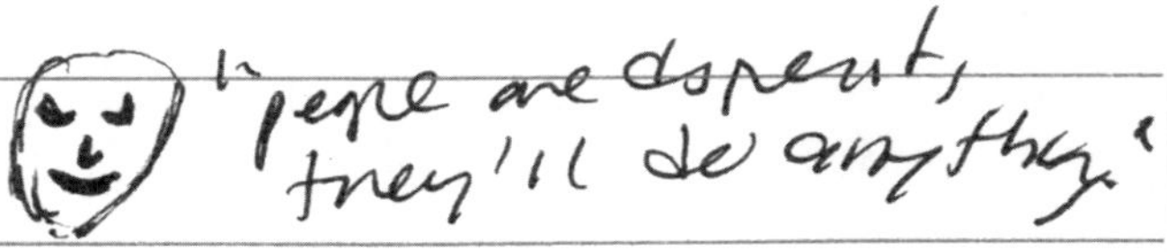

人在走投無路時，什麼事都做得出來。

「人在走投無路時，什麼事都做得出來。」這是我寫下的句子。我突然停筆，開始整理起桌子——空水瓶、喝了一半的咖啡，還有一堆不可能再拿起來讀的文章。然後，我拖著一大疊自己都不記得為什麼保留的書，前去層樓的回收站，把它們全都扔了，彷彿我積藏了幾個月的東西，而這些書就是證據。我突然覺得生命再度掌控在手中，那種輕飄飄的快感又回來了。但是，我也立刻就認出來，那是一種危險的快感。我深怕如果不把它表現出來，或是把握住它的話，這個感覺就會突然消失，就像它出現得也很突然一樣。

再度回到座位時，我用雙手重重的拍了我的書桌。

「一切都會很好！」我宣告，對安琪拉一臉驚愕視而不見。我闊步來到保羅的座位，因著嶄新、美好而簡單的生命理論而意氣風發。

「到樓下去抽根菸吧！」

「妳看起來好多了，」電梯裡，保羅這麼說道。「謝謝，我已經好多了，終於又恢復正常了。我有好多話要對你說。」我們點了菸。「我終於發現哪裡出錯了。我想要做更多的報導、更好的報導。我要寫大新聞，不是特別報導那種狗屁新聞。我要寫真真實實的新聞故事，那種需要真正深入調查的報導。」

「聽起來很好，」保羅說道，但是他看起來有點不放心。「妳還好嗎？妳說話像連珠砲似的。」

「對不起。我只是興奮過頭了！」

「我很高興知道妳很興奮。前陣子才有人告訴我，妳在辦公室裡情緒失控，還有，過去這個月經常生病。」

「那些都結束了。我已經把事情都搞清楚了。」

「對了，妳最近和妳媽媽聯絡過嗎？」保羅問道。

「有，幾天前才講過話。怎麼了嗎？」

「只是好奇。」

保羅正努力的在大腦裡組織畫面，等等他就會告訴安琪拉，我有精神崩潰的跡象。曾經有一個他也很關心的記者就是這樣，她開始穿起色彩鮮豔的衣服、化起大濃妝，而且行為舉止變得很怪異，最後診斷出來患了思覺失調症[10]。

我滔滔不絕講了十分鐘後，保羅回到辦公室，隨即打電話給安琪拉。「必須有個人打電話給她媽媽或什麼親友的。她很不對勁。」

10〔編註〕台灣長久以來將schizophrenia翻譯為「精神分裂症」，為了改善外界對這疾病的誤解，於二〇一四年更名為「思覺失調症」。

保羅在樓上和安琪拉講話時，我還待在外頭。如果有人在這個時候看到我，應該會認為我是在沉思，或是在構思新聞故事，沒有什麼特別的。但事實上，我根本就是在恍神。鐘擺再次擺動，我的身體搖晃起來，在佛蒙特山上那種感覺又回來了，只是這一次我不覺得恐懼。我飄在一群報社員工的上方，我看到自己的頭頂，距離好近，幾乎可以伸手碰到我自己。我看到麗茲，圖書館那個女巫師，接著，發現「自己」又回到了那被禁錮的身體。

「麗茲、麗茲！」我大喊。「我必須和妳談談！」

她停了下來。「噢，蘇珊娜。最近好嗎？」

我沒有空寒暄問暖。「麗茲，妳有沒有那種妳明明在這，卻又覺得自己不在這的經驗？」

「當然，經常這樣，」她說道。

「不對不對，妳沒聽懂我的意思。我可以漂浮在自己的身體上方，從上頭看到自己的頭頂，」我一邊說，雙手緊握著。

「很正常啊，」她說道。

「不，不是。是妳可以離開自己的身體，從上面俯瞰她。」

「當然可以啊。」

「就像離開了這個世界，去了另一個世界。」

「我知道妳在說什麼。有可能是我們昨天讀了塔羅牌後，星界旅行還殘留一些效力。我可能把妳帶到另一個境界去了。真的很抱歉，試著放輕鬆點、擁抱這種感覺吧。」

這同時，安琪拉很擔心我的異常行為，她得到保羅的批准，決定帶我到臨近的萬豪飯店（Marriott Hotel）酒吧去喝一杯，順便看看可不可以從我這打聽出來，我最近行為為什麼會這麼怪異。所以我回到辦公室時，安琪拉說服我把東西收一收，陪她到這家位於時代廣場北邊幾條街的酒吧。我們從旋轉大門進入飯店。酒吧在八樓，一群觀光客正等待搭透明電梯上去，我們來到他們身邊一起等著。但這群人讓我很不舒服。太多人了，我沒辦法呼吸。

「我們可以搭手扶梯就好嗎？」我乞求安琪拉。

「當然可以。」

手扶梯兩旁的燈光裝飾加重了我的不安。我試著不去理會心悸和額頭上的汗水。安琪拉站在我前面幾階，露出擔憂的表情。我感覺到一股恐懼正在胸口裡滋生，突然，我又哭了起來。

到三樓時，我實在哭得太凶了，只好從手扶梯上下來，讓自己定定神。安琪拉用手臂摟著我的肩膀。我們總共下了電扶梯三次，好讓哭得不能自已的我能稍微穩定情緒。

終於，我們抵達了八樓的酒吧。地板上的地毯像是來自《阿拉伯的勞倫斯》（*Lawrence of Arabia*）的前衛作品，那些抽象的圖形開始在我眼前旋轉。我愈是盯著看，那些抽象圖形就愈是轉得厲害，我只好把視線轉開。從這家酒吧看出去就是時代廣場，裡頭有一百多個座位，但現在幾乎是空的，只有離門口不遠的座位上有幾組生意人。我走進去時還在嚎啕大哭，有一組人把他們的注意力從雞尾酒移到我身上，目不轉睛的看著我。這讓我覺得自己更糟，更加可悲。眼淚不斷湧出，但我完全不明白是為了什麼。我們在酒吧中央的高腳椅上坐了下來，和其他的客人離得遠遠的。我不知道要點什麼，所以安琪拉幫我點了杯蘇維翁白酒，自己則點了罐啤酒。

「到底發生了什麼事？」她問道，喝了一口琥珀色的啤酒。

「很多事。工作，我做得很糟糕。史提芬，他不愛我。事情一件一件的倒塌，什麼都不對勁，」我說道，手裡握著酒杯，彷彿這樣做可以帶來些許安慰，但是我一口也沒喝。

「我懂。妳還年輕，這份工作的壓力又大，而且剛交了新的男朋友。每件事都充滿著不確定感。這些事確實令人害怕，但是會害怕到讓妳這麼難過嗎？」

她說得沒錯，我自己也在想這件事，但是，就像把幾幅不同的拼圖混在一起一樣，要從中理出個頭緒是那麼的困難。「應該還有其他原因，」我同意，「但是我自己也搞不懂是什麼。」

晚上七點回到家時，史提芬已經在家裡等我了。我不想讓他知道我和安琪拉出去的事，所以騙他我剛下班。雖然安琪拉建議我要讓史提芬知道我這些令人費解的行為，但我覺得還是瞞著他比較好。不過我的確有告訴他，我最近感覺怪怪的，不太像自己，而且已經很久沒睡好了。

「別擔心，」他這麼回應。「我開瓶酒，喝點酒可以幫助妳入眠。」

看著他褲頭塞了一條廚房手巾，有條不紊的攪拌著鮮蝦義大利麵的醬汁，讓我好生愧疚。史提芬天生是個創意料理的好手，但是今晚的我一點兒也沒有被這樣呵護的興致；我起身來回踱步。思緒從內疚轉為愛，從愛轉為排斥，然後又繞了回來。我沒辦法好好思考，所以只好藉著走動來讓心緒安靜下來。我最不想要的，就是讓他見到我現在的模樣。

「我真的好久沒有睡了，」我說道。事實上，我根本不記得上回睡覺是什麼時候。我已經三天沒有睡覺了，失眠的情形更是斷斷續續有好幾個星期了。「我怕你在這裡會睡不好。」

原本料理著義大利麵的史提芬抬起眼看著我，微笑的說道：「別擔心我。有我在，妳可能會睡得好一點。」

他端給我一盤義大利麵，上面撒了滿滿的起司。我的胃開始翻騰，吃了一口蝦子後，差點吐出來。史提芬吃得津津有味，我則自顧翻弄著盤子裡的麵條。我看著他，試圖隱藏我的厭惡感。

「怎麼，妳不喜歡嗎？」他受傷的問道。

「不，不是那樣，我只是不餓。可以留著改天吃，」我欣然說道，一邊壓住想要起來踱步的念頭。我的思緒無法集中，我的腦海裡充滿了各種慾望，其中最強烈的，是想要逃離的慾望。最後，我終於放鬆到可以和史提芬一起在沙發床上躺下來。他倒了一杯酒給我，但是我把它放到窗台上。或許，在某種程度上，我知道喝酒只會讓自己的精神狀況更糟。於是，我點了菸，一根接著一根，把它們抽到只剩下短短的菸屁股。

「妳今晚像個老菸鎗一樣，」史提芬說道，然後把自己的菸熄了。「也許就是這樣，妳才會吃不下。」

「嗯，我是該停了，」我說道。「我覺得我的心臟就要從胸口跳出來了。」

我把遙控器拿給史提芬，他轉到了公共電視台。他的呼吸聲愈來愈重，接著變成了打鼾聲，電視上正在播《西班牙……再次上路》（*Spain ... on the Road Again*），這個是跟著女星葛妮絲・派特洛（Gwyneth Paltrow）、廚師馬力歐・巴塔利（Mario Batali），以及《紐約時報》

的美食評論家馬克・彼得曼（Mark Bittman）到西班牙旅遊的實境節目。天啊，我一點也不想看葛妮絲・派特洛，我心裡這麼想，但是又懶得轉台。巴塔利大啖蛋和肉，她則在一旁吃她的低脂羊乳優格，當巴塔利邀她品嘗美食，她也拒絕了。

「一大早確實就該吃這樣的好料理，」她虧了巴塔利，看得出來對他的大肚子有多反感。

看著她小口小口的吃著優格，我的胃又開始翻騰了。我這才想起，過去一個星期來，我幾乎沒怎麼吃東西。

「拜託，」他反駁，「妳騎著妳那匹高大的駿馬時，我根本看不到妳在哪裡。」

我笑了，接著一切都變得模糊不清了。

葛妮絲・派特洛。

蛋和肉。

一片漆黑。

8 靈魂出竅 Out-of-Body Experience

史提芬事後描述了那個噩夢般的夜晚。他先是被一陣低沉的呻吟聲吵醒，發現我正發出和電視共鳴的聲音。一開始，他還以為我在磨牙，但是後來變成了尖銳的吱吱叫聲，就像拿砂紙磨擦金屬的聲音，接著，又變成像是電影《彈簧刀》（*Sling Blade*）裡那個智能障礙的主角深沉的咕噥聲，這時，他意識到狀況不對了。他原本還以為我是睡不著，但是他把臉轉向我後發現，我直挺挺的坐著，茫然的眼睛瞪得大大的。

「嗨，怎麼了？」

沒有反應。

他要我試著放輕鬆，我把臉轉向他，像中了邪似的盯著他看。這時，我的手臂突然向前舉起，就像殭屍一樣，然後眼睛上吊，身體整個僵住了。我沒有辦法呼吸。我可以吸氣，但沒辦法呼氣，身體也愈來愈僵硬。鮮血和白沫從我緊咬的牙縫中流了出來。史提芬嚇壞了，他壓抑住叫聲，盯著我顫抖的身體一會兒。

終於，他起身行動。他雖然沒見過癲癇發作，但是知道要怎麼做。他讓我躺下來，把我的頭側著放，免得我噎著，然後立刻打電話叫救護車。

我完全想不起那次癲癇發作的情形，之後還會有許多次這樣的情形，我一樣也想不起來。那一刻，是我第一次嚴重喪失意識，也為我的理智與瘋狂劃出了一條清楚的界線。接下來的幾個星期，我偶爾有清醒的時候，但再也不是原來的我了。這場病的黑暗時期就此揭幕，我彷彿進了人間煉獄，有些時候，我處於真實的世界，有些時候，我處於虛幻和妄想編織而成的虛擬世界。從那一刻起，我愈來愈需要倚賴外來的線索，來幫我尋回這段「失憶的時間」。

我事後才知道，這幾天我其實已經癲癇發作多次了，只不過這次是最嚴重、最明顯的一次。過去幾週發生的事，其實是一場範圍更大、更激烈的爭戰的一部分，而戰場——就在我的大腦。

健康的大腦像是由一千億個神經細胞共同演出的交響曲。每個大腦細胞的運作都必須和其他大腦細胞相互配合，我們才能思考、動作、記憶，甚至只是打個噴嚏。只要這個交響樂團中有一個成員不合作（原因可能是疾病、創傷、腫瘤、失眠，甚至是戒酒），都會讓神經細胞不再照著原有的樂章進行，或是開始走調，於是樂團就會失去原有的和諧，可能的結果之一就是癲癇。

有些人的癲癇，是像史提芬那晚目睹的僵直陣攣發作（tonic-clonic），特徵是失去意識、肌肉僵硬，還有身體不自主的抽動，有時看起來像在跳奇怪的舞步，比方我那晚嚇死人的殭屍動作。有些人的癲癇情形較不明顯，可能只是眼睛直視、意識不清，嘴巴和身體反覆抽動。癲癇要是長期未治療，可能造成認知障礙，甚至死亡。

癲癇的種類與嚴重程度，取決於大腦的哪些部位受到影響：如果影響到的是視覺中樞，患者會有視覺扭曲的現象，像是視覺上的幻覺；如果是發生在額葉皮質（frontal cortex）的運動區，則可能出現像是殭屍般的動作等等。

除了猛烈的僵直陣攣型癲癇外，我還因為顳葉（temporal lobe）受到過度刺激，而有複雜的局部性癲癇發作。顳葉一般被認為是大腦裡「最敏感」的部位，裡頭有海馬迴（hippocampus）和杏仁核（amygdala），分

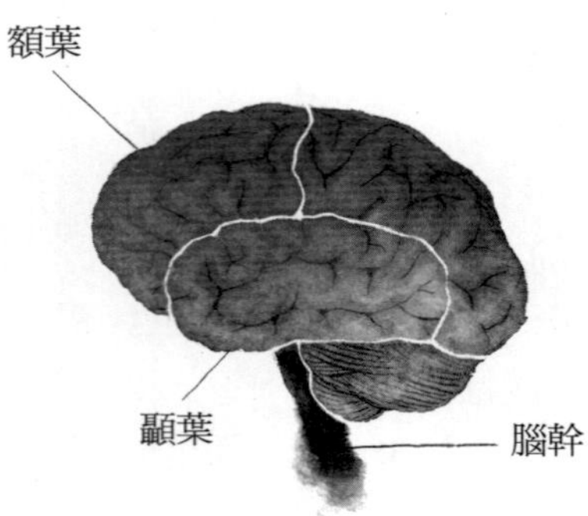

別掌控我們的記憶和情緒。這類癲癇的症狀可以像是「耶誕節早晨」般的愉悅、性興奮，也可以像是宗教經驗。許多患者提到他們會有一種似曾相識（déjà vu）的感覺，或是和它相反的前所未見（jamais vu）感受，也就是什麼事情都變得很陌生，就好比我先前在公司廁所遇到的經驗；還會有見到光暈，或是整個世界變得不成比例的感覺（又稱為愛麗絲夢遊仙境效應），就像我要去採訪約翰．華爾許時，在走道上遇到的情形；另外還會畏光、對光極度敏感，就像我在時代廣場時的狀況。這些都是顳葉癲癇常見的症狀或徵兆。

在顳葉癲癇的患者中，有大約百分之五到百分之六的人有過靈魂出竅的經驗，發生時，患者會有看得到自己的感覺，而且通常是由上往下俯視。

我見到自己躺在擔架上。

我進了救護車，史提芬握著我的手。

我到醫院了。

我俯瞰著躺在醫院的自己。我很鎮定，不覺得懼怕。

9 一絲瘋狂 A Touch of Madness

恢復意識後，首先映入我眼簾的是明亮的病房，一旁有個流浪漢正在嘔吐。另一個角落，還有個血跡斑斑、挨了揍的人被用手銬銬在床邊，兩名警員守在他身旁。

我死了嗎？熊熊怒火在我體內燃起。他們竟然敢把我放在這兒。我氣到不覺得恐懼，開始大肆抨擊。我表現得不像自己已經有好幾個星期了，但是真正受損的人格現在才開始浮現。回過頭去看這段時間，我發現自己逐漸屈服於病魔，我珍視的人格特質，像是耐心、仁慈和禮貌都隨之而去了。我成了大腦陰謀叛變下的奴隸。說到底，人不過就是各個身體部位的總和，當我們的身體開始瓦解，原本擁有的那些美好德性也跟著煙消雲散。

我是快死了，但還沒死呢。全是幫我做磁振造影的那個技術員害的。我確信，那個幫我做磁振造影的技術員，是導致這一切的幕後主使者。

「帶我離開這裡！馬上！」我命令史提芬。還握著我的手的史提芬被我專橫的語氣嚇到了。「我不要待在這個房間！」

我可不想死在這裡。我不想和這些怪胎一起死在這裡。

一位醫生來到我的床邊。「好，我們現在就帶妳出去。」我很得意，很好，大家都聽我的，發現大家都依著我令我沾沾自喜，一點兒也沒擔心自己的生活就要完全失控了，反倒只顧著擴張掌控能力。一個護士和一名男助理把我的床推到附近的一間單人房。床在移動時，我緊緊抓著史提芬的手。我對他深感抱歉。他還不知道我就要死了。

「我希望你不要太難過，」我輕聲的說。「我得了黑色素瘤，就快死了。」

史提芬看起來精疲力盡。「別這樣說，蘇珊娜，別再這樣說了。我們還不知道問題出在哪裡。」我注意到他眼裡噙著淚。他承受不了。突然，我的怒氣又回來了。

「我知道問題出在哪裡！」我大喊。「我要去告他！我會叫他付出代價！他以為他可以和我搭訕，然後就讓我死去嗎？想都別想！我會在法庭上痛宰他！」

史提芬彷彿被燙到似的，很快的把手收回去。「蘇珊娜，拜託妳冷靜下來。我聽不懂妳在說什麼。」

「那個幫我做磁振造影的傢伙！他看上我了！他沒有被我傳染到黑色素瘤！我要告他！」

我還在咆哮時，年輕的住院醫師打斷了我。「回去之後注意一下上頭這些事項，如果需要找皮膚科醫師，我很樂意推薦醫生給妳。很抱歉，我們這裡能做的就只有這些了。」醫院已經做了電腦斷層掃描、基本的神經學檢測，還抽了血。「我們現在得為妳辦理出院，建議妳明天立刻去看神經科醫師。」

「出院？」史提芬忍不住插話了。「你們怎麼能這樣就讓她走？你們還沒找出她的問題出在哪兒，萬一再次發生怎麼辦？你們怎麼可以這樣就讓她離開？」

「對不起，癲癇是常見的問題，而且有可能只發生這麼一次，之後就不再犯了。再說，這裡是急診室，我們沒辦法把留她在這裡。對不起。我建議你們明天一早就去看神經科醫生。」

「我告那個人告定了！」

醫生耐心的點了頭後，便轉身去處理槍傷和毒品中毒的患者了。

「我必須打電話給妳媽媽，」史提芬說道。

「沒有那個必要，」我堅持，剎那間，我的語氣又柔和了起來，我立刻恢復成原來的自己。這樣的瘋狂發作得快，去得也快。「我不想要她為我擔心。」我媽媽天生容易操煩，所以我一直沒有把事情全部告訴她。

「我得告訴她才行，」史提芬很堅持，而且從我這套出了媽媽家裡的電話號碼。他去到走廊上打電話，在響了兩次鈴聲後，我的繼父艾倫接了電話。

「哈囉，」他以濃厚的布朗克斯郡（Bronx）[11]口音，無精打采的說道。

「艾倫，我是史提芬。我現在在醫院。蘇珊娜剛才癲癇發作，不過現在沒事了。」

背景裡傳來媽媽的聲音，「艾倫，是誰打來的？」

「她現在沒事了。他們要讓她出院了，」史提芬繼續說。

媽媽開始緊張起來，但是艾倫很淡定，他要史提芬先回家去睡，他們隔天早上就會過來。掛掉電話後，媽媽和艾倫倆人對看，那天恰好是十三號星期五。

因著一股不祥的預感，媽媽失控的哭了，她覺得事態嚴重。這是第一次，也是最後一次，她讓自己在那令人害怕的幾個月裡，完全屈服於她的情緒。

隔天一早，艾倫還在街上找停車位，媽媽就已經上到我的公寓門口了。她一如往昔打扮得很正式，但內心的焦急溢於言表。她光是聽到廣播節目上提到癌症就害怕了，現在她的女兒竟因為不明的原因而癲癇發作。我躺在床上看著她揮舞形態優美的雙手（那是我最欣賞她的身體部位），不停的向史提芬詢問那晚在醫院的事。

「他們有解釋什麼嗎？那天看的是哪一科的醫師？有做磁振造影嗎？」

11〔譯註〕美國紐約市的五個行政區之一。

艾倫來到她的身後按摩著她的耳垂，這是他幫助心愛的人冷靜下來的方式。在他碰觸到她的那一刻，她立即放鬆了。艾倫是我媽媽的第三任老公，我爸爸是第二任。第一任老公是建築師，那段婚姻之所以失敗有幾個原因，其中之一，是我的母親可說是一九七〇年代的女性主義者，她不想要生小孩，想要全心全意衝刺事業。她從那時候就在曼哈頓區的地區檢察官辦公室工作，一直到現在。在她遇到我父親時，她離開了第一任丈夫，和我父親生下了我，以及我弟弟詹姆斯（James）。雖然生了孩子，但大家並沒有因為這樣就看好這段姻緣，因為他們兩個人的脾氣都不好、頑固不化。不過，他們還是硬撐了將近二十年才離婚。

我媽媽和艾倫差不多是三十年前，就在地方檢察官的辦公室認識了，那是她和我父親結婚前好久的事了。艾倫之所以抱得美人歸，是因為他是個忠心又願意付出的朋友。我媽媽和我父親離婚的那段時間，他成了我媽在地區檢察官辦公室裡的知己。艾倫的哥哥有思覺失調症，因此艾倫刻意讓自己的生活很封閉，除了幾個重要的朋友之外，不大和人往來。在親愛的家人面前，他非常放得開，說話時總是比手畫腳的，笑聲可以感染所有的人。但是在外人面前，他會變得安靜而有距離感，有時甚至到讓人覺得失禮的地步。他的溫暖、他的冷靜，更別說他在精神疾病上的經驗，在接下來的幾個星期彌足珍貴。

在我的癲癇發作以前，艾倫和媽媽曾經為我這個月來的怪異行為想出了一套解釋。

他們認為是工作上的壓力、自力更生的壓力導致我逐漸精神崩潰。但是癲癇發作和他們的推論不搭，這讓他們更加擔心了。經過一番討論後，他們認為我最好搬到薩米特和他們同住，讓他們照顧我一陣子。

史提芬、我媽和艾倫用盡各種手段要我下床，但是我動也不動。對我來說，最重要的事，就是不管怎樣都要留在自己的公寓：和父母同住，聽起來就像個小孩子。雖然說我很需要幫忙，但我最不想要的，也正是別人的幫忙。我不記得他們是怎麼辦到的，我最後還是步出了公寓，進了我媽的車子。

薩米特是距離曼哈頓大約二十英里處的一個富裕郊區，曾被《錢》（*Money*）雜誌評為美國最適合居住的地方，方圓六英里內鄉村俱樂部林立，是上流社會人士、華爾街銀行家們的安樂窩。我們在一九九六年從布魯克林區搬到這兒，雖說這裡是養兒育女的好地方，但是我們一直和大家格格不入。在一片全是白色的房子中，我媽媽選擇把我們家漆成薰衣草的灰紫色。小學六年級時，有同學曾經笑我說：「我媽媽說，你們將來還會在上面塗上點點！」後來，我媽媽把它改成稍微低調的藍灰色。

回到兒時的家中並沒有讓我更放鬆，相反的，我極度懷念起自己遺留在曼哈頓的生活。星期天下午，我一直試圖寫一篇已經過了截稿日期的文章。那是一篇簡單的報導，內容是談一群自稱「瘸子」（Gimp）的身心障礙舞者組成的劇團，即將在外百老匯（off-Broadway）[12]演出的消息。

「他們有別於一般舞者，」我在開頭寫道。不太滿意，所以我把它擦掉了，然後，又寫了同一句話。接下來的半個小時，我就這樣反覆的寫了又擦，寫了又擦，直到終於放棄。接著，我來回踱步，希望可以走出這種撞牆的局面。我媽媽和艾倫正在客廳看電視，我想要告訴他們我寫不出東西，但是來到客廳時，我已經忘了為什麼要來找他們了。

電視傳來他們最喜歡的電視影集——《豪斯醫生》（*House*）[13]的主題曲。幾秒鐘不到，那張通常沉默不語的綠色沙發突然張牙舞爪起來。

客廳彷彿在跳動、在呼吸，就像辦公室的走廊一樣。

我聽到媽媽尖銳的聲音從遠方傳來：「蘇珊娜，蘇珊娜。聽得到我嗎？」

恢復意識時，我已經在沙發上了，媽媽在一旁揉著我那因為抽筋而疼痛僵硬的雙腳。我無助的看著她。「我不知道發生什麼事了，但妳就像失了魂一樣。」

我媽媽和艾倫互看了對方，眼神中充滿焦慮。他們打電話給貝里醫生，麻煩他幫忙緊急幫我們安排醫生看診。他說最快也要等到星期一。

我在薩米特度過週末，對於同事和朋友們打來關心的電話一概不理。將這群親愛的夥伴們拒之門外，這不太像我會做的事。除了對無法解釋自己的行為而感到難為情外，也因為我的心思全給那陌生的攪動占據了。但不知道是什麼原因，我接了其中一通電話，打電話來的是我在《郵報》擔任攝影師的朋友茱莉（Julie）。茱莉是我所認識最無憂無慮、最輕鬆自在的人了。聊開之後，我把所有的事都告訴她，包括癲癇、奇怪的想法、幻覺等。或許是因為我知道她媽媽是心理醫師的緣故吧。講完後，我才知道她已經跟她媽媽提過我的事。

「她認為妳可能有躁鬱症（bipolar disorder），現在遇到躁症發作（manic episode）。不管是不是，妳最好去看一下精神科醫生。」

躁鬱症。這在其他時候聽起來可能有點可怕，但現在倒是讓人鬆了口氣，聽起來很合理。我立刻上網搜尋，並發現美國國家心理健康研究院（National Institute of Mental Health）製作了一整本談躁鬱症的衛教手冊：「這是一種大腦疾病，患者會有異於平常的情緒波動」（我有）；「通常發生在青少年晚期或成年人早期」（我是）；「患者會經歷異常開心的狂躁期，和極度難過或無助的抑鬱期（我有、我有，也就是混合發作）。另外，有一個

12〔譯註〕指美國紐約市規模較百老匯音樂劇小型的劇場演出。

13〔譯註〕知名電視影集，主角豪斯醫生為人特立獨行，且有厭世和反社會傾向，但醫術非常高明。

網站列出了一長串疑似受躁鬱症所苦的名人，包括金．凱瑞（Jim Carrey）、溫斯頓．邱吉爾（Winston Churchill）、馬克．吐溫（Mark Twain）、費雯．麗（Vivien Leigh）、貝多芬（Ludwig van Beethoven）和提姆．波頓（Tim Burton）等。名單還沒有結束，我一點兒也不孤單。亞里斯多德不也說：「任何偉大的天才，都免不了有一絲瘋狂。」

我度過了一個銷魂的夜晚：我為自己的症狀找到名字了。躁鬱症，這三個字從我的舌尖上說出來是如此甜美，它代表了一切。我一點兒也不想要「好起來」。我現在可是和那些極富創意的天才們同夥的人呢。

但是，我自己的診斷對媽媽和艾倫一點說服力也沒有。三月十六日早上，他們開車帶我到貝里醫生的診所。那幅米羅的畫看起來已經沒那麼氣勢凌人了，我的心情也是如此。貝里醫生幾乎立刻叫了我們。他的言行舉止遠不如上一回愉快和慈祥，但整體而言還算是愉悅。他又幫我做了一次基本的神經學檢查，並在報告上寫了「正常」。那個時候我確實覺得自己很正常。接著，他開始問我問題，並做筆記。我後來才知道，他把一些細節搞錯了，他以為我第一次癲癇發作是在「飛機上」發生的。

討論癲癇時，他的語氣還算輕鬆，但是他接著把眼鏡往鼻頭一挪，突然變得嚴肅起來。「妳的工作壓力大嗎？」

「我想是吧。」

「有時會覺得應付不來嗎？」

「當然。」

「很誠實的告訴我，」他問道，一副祕密即將揭曉的神態。「我不是要論斷什麼。妳一天喝多少酒？」

我得想一下。我上個星期一滴酒都沒喝，但是喝點酒會幫助我放鬆，所以我平常晚上大概都會小酌一下。「很誠實的說，一個晚上兩杯葡萄酒。通常都是和我男朋友一起喝一瓶，他喝的量比我多一點。」他又寫了些東西。我不懂為什麼病人講到自己的惡習時，醫生們經常把病人講的數字多加一倍，甚至加為三倍，就怕病人隱瞞事實。貝里醫生大概覺得我每天晚上喝的酒不是兩杯，而比較接近六杯吧。

「有使用毒品嗎？」

「沒有。好多年沒有了，」我說，緊接著又說，「我查了些資料，我覺得我的狀況應該是躁鬱症。」

他笑了一下。「我在這方面沒有經驗，確實不能排除這個可能。櫃檯人員會介紹妳一位在這方面比較有經驗的精神科醫生。」

「太好了。」

「好的，那麼，大致上看起來都很正常。我會開個叫優閒（Keppra）的抗癲癇藥物給妳，吃了那個藥後，應該就沒問題了。兩個星期後回診，」他一邊解釋，一邊陪我走回候診區。「如果妳不介意的話，我想和妳媽媽聊幾句。」他揮手示意，要我媽媽進去診間。關起門後，他轉向她。

「我認為事情非常簡單。簡單而且明白。她玩得太瘋了，睡眠不足，再加上工作勞累。提醒她不要喝酒，並服用我開給她的抗癲癇藥，事情應該就可以迎刃而解了。」

我媽媽終於得到解脫了，這就是她想聽的答案。

10 混合發作期 Mixed Episodes

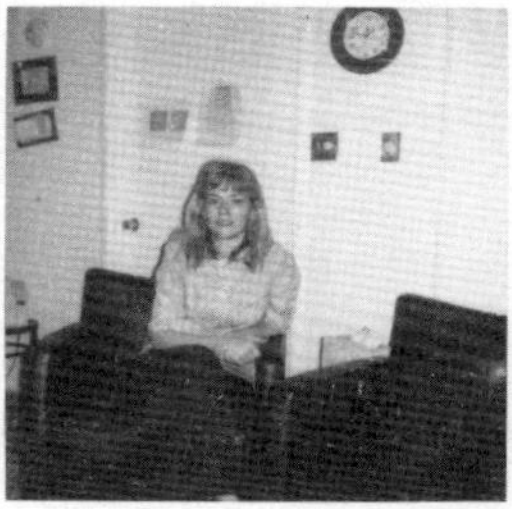

Calahan, Susannah

艾倫開車載我們來到上東城的一棟高級建築，這裡是精神科醫師莎拉·李文（Sarah Levin）看診和居住的地方。我們到了門口，按了門鈴。一個像凱羅·坎恩（Carol Kane）[14]般鼻音很重的聲音從對講機傳來：「請進，在候診區等一下，我馬上過去。」

白色的牆面、滿櫃子的經典文學著作和雜誌，李文醫師的候診區就像伍迪·艾倫

14〔譯註〕美國著名的女演員。

（Woody Allen）的電影場景一樣。我非常期待見到這位精神科醫師，希望她可以幫我確定我得的是躁鬱症，這樣，事情就可以很快告一段落，但是另一方面，我又認為看精神科醫生是件挺有趣的事。我曾經在結束某一段感情時，去看了三名心理醫生，主要用意是測試他們。這個測試是出於自願的，或許是我看太多ＨＢＯ頻道的《就診》（*In Treatment*）得到的靈感。首先，我看了一位年輕俊美的男同志醫生，他表現得像是我最好的朋友和支持者似的；然後，我看了一名缺乏經驗又古怪（但是便宜）的心理醫師，他才登記完我的保險資料，就問起我和父親間的關係；最後，是一位死要錢的老醫生，他揮著一根塑膠棒，企圖要催眠我。

「請進，」出現在門口的李文醫師說道。我對著她微笑：她連長相都像凱羅．坎恩。她要我坐在一張皮椅上。

「我都會先拍一張病人的照片留作紀錄，希望妳不要介意，」她指著手上的拍立得相機說道。我定格在那，不知道應該要微笑，還是保持嚴肅。我記得多年前，我第一次上現場直播節目談論麥克．戴夫林的事情時，報社的朋友薩克（Zach）告訴我：「用妳的眼睛微笑。」於是我照著他說的做了。

「告訴我妳為什麼會來這？」她問道，一邊擦拭她的眼鏡。

「我有躁鬱症。」

「不好意思，妳說什麼？」她問道。

「我有躁鬱症。」她點了點頭，似乎同意我的說法。「有吃藥治療嗎？」

「沒有，我還沒有正式確診。但是我很清楚。我是說，沒有人會比我更了解自己，不是嗎？我自己生了什麼病我應該知道。我相信我知道的……，」我喋喋不休的說著，病情顯然影響到了我說話的模式。

她再次點頭。

「為什麼妳覺得自己得了躁鬱症？」

我開始用跳躍式的邏輯描述自己的情形，她在寬格筆記紙上做了兩頁筆記：「患者說自己有躁鬱症。很難斷定，」她寫道。「所有的東西都動了起來。幾天前開始的。注意力無法集中。很容易分心。完全沒辦法睡覺，但不覺得累。沒有吃東西。有很多想法。沒有幻覺。沒有妄想。衝動。」

李文醫師問我之前有沒有這種經驗，然後寫下「一直都有輕度躁狂的狀況、精力充沛，但是有負面想法。沒有自殺傾向」。

李文醫師認為我可能陷於「混合發作期」，指的是同時具有躁鬱症典型的狂躁與抑鬱期特徵。她移動了桌上的幾本大書，好不容易找到了處方箋，開了金普薩（Zyprexa）給我。這是一種抗精神病的藥物，可用來治療情緒和思想異常。

我和李文醫師在診間時，我媽媽打電話給我弟弟。詹姆斯那時候是匹茲堡大學的大一學生，雖然才十九歲，但是他有一種有智慧、老成的特質，讓人很可以得到慰藉。

「蘇珊娜癲癇發作了，」她告訴詹姆斯，努力著不讓聲音顫抖。詹姆斯嚇壞了。「神經科醫生說她酒喝太多了。你覺得蘇珊娜會酗酒嗎？」我媽媽問他。

詹姆斯的口氣非常堅定：「蘇珊娜絕對不可能酗酒。」

「蘇珊娜覺得她得了躁鬱症。你覺得有可能嗎？」

詹姆斯想了一下。「不，絕對不可能。這聽起來一點也不像蘇珊娜。她確實很容易興奮、喜怒無常，但是她不抑鬱。媽，我們都很清楚，蘇珊娜是很有韌性的。她確實要面對很多壓力，但是她應付得比任何人都好。我不覺得她會得躁鬱症。」

「我也不認為，」我媽媽說道。「我也不認為。」

11 優閒 Keppra

隔天晚上，我突然頓悟了。一切都和躁鬱症無關，是抗癲癇的優閒造成的。它讓我睡不著、健忘、焦慮、充滿敵意、情緒起伏、麻木、沒有食慾。沒錯，我服用優閒不過二十四個小時的時間，但那不是重點。我上網查了一下，果然沒錯。這些都是這個毒藥造成的副作用。

我媽媽拜託我繼續吃藥。「就當是為了我，」她哀求，「拜託妳繼續吃藥。」於是，我把藥吃了。那個時候，連我都快不認得自己了，但即使這樣，原本那位蘇珊娜的影子還是在的，一個在意家人和朋友、一個不想要看他們受苦的蘇珊娜。回頭看，我想，那就是為什麼我雖會反抗，但最後往往還是屈服在家人的堅持底下。

那天晚上，床邊的鬧鐘在半夜響了，把我嚇了一大跳。該死的藥丸。它們掌控了我的身體。我要瘋了。優閒。我必須讓它離開我的身體。「吐出來，把它全吐出來吧！」有個聲音這麼對我說。我踢開被子，跳下床。優閒，優閒。我跑到走道上的浴室，開了水，跪在馬桶旁。我把手指頭伸進喉嚨，攪動到開始乾嘔。繼續挖了一會兒後，我吐出一點白色的液體，但是沒有任何固體，我已經不記得自己有多久沒吃東西了。可惡的優閒。我沖了馬桶，關掉水龍頭，開始踱步。

等我恢復意識時，我已經在三樓了。這是我媽媽和艾倫睡的層樓。我和詹姆斯進入青少年時期後，他們就搬上三樓了，省得聽到我和詹姆斯在半夜進進出出而擔心。我來到媽媽的床邊，看著她睡覺。月光下的她顯得好無助，就像新生的嬰兒。憐愛之意充滿我的心頭，我彎下身去撫摸她的頭髮。這一摸，把她嚇醒了。

「天啊，蘇珊娜？妳還好嗎？」

「我睡不著。」

她整理了一下蓬亂的短髮，打了個哈欠。

「我們到樓下去，」她輕聲的說，然後牽著我的手，陪我走回房間。她在我的身邊躺下，用她美麗的手梳理我糾結在一塊的頭髮。一個多小時後，她睡著了。我聆聽她輕細的呼吸聲，試著讓那吸氣吐氣的節奏伴我入睡，但就是睡不著。

隔天，二〇〇九年三月十八日的下午兩點五十分，我第一次在電腦上寫了類似日記的東西。從這些文件可以看出我的思緒零碎且日趨不穩：

基本上，我是個躁鬱症患者，因為躁鬱症，才會成就這樣的我。我只是得試著掌控自己的生活。我喜歡工作。我熱愛工作。我必須和史提芬分手。我很會看人，但是我的生活太雜亂了。我讓工作占去太多生命了。

那天稍早，我和父親討論到我的未來，我告訴他我想回學校讀書，尤其想去倫敦政經學院（London School of Economics），雖說我過去對經濟一點兒興趣也沒有。我那明智而溫柔的父親建議我把想到的事都寫下來。於是，接下來幾天我全在忙這件事：「我父親建議我寫日記，這對我絕對有幫助。他也建議我拼拼圖，這也很聰明，因為他說思考就像拼拼圖一樣（可以一件一件的拼湊起來）。」

我寫的東西有時天馬行空、沒有連貫，有時卻又出奇的有洞察力，審視了一些我從來沒有檢視過的人生問題。我寫下了自己對新聞的熱情：「安琪拉在我身上看到了某些東西，她知道要做好這份工作有多困難，但新聞業不就是這樣，不是份簡單的工作。或許不是我該從事的工作，我有很強烈的直覺。」我接著又寫到要怎麼樣讓自己的生活更有組織，不會這樣亂糟糟的：「規律對我來說很重要，紀律也是如此，少了它，我會失控。」

寫這些東西時，我覺得我一個字一個字的拼湊出自己的問題了。但是，我大腦裡的思緒依舊糾結在一塊，就像首飾盒裡纏繞在一起的項鍊一樣。我以為可以把它們一條一條的解開，但每當我以為已經解開一條項鍊，就發現它又和另一條項鍊打結了。幾年後，再回去看這些檔案時，我發現它們比起我那些不可靠的記憶更讓我害怕。或許愛爾蘭詩人湯瑪斯・摩爾（Thomas Moore）說得沒錯：「唯有透過神祕而瘋狂的行為，我們的靈魂才會浮現。」

那天晚上，我走進客廳，對我媽媽和艾倫說，「我知道原因出在哪裡了。是史提芬。壓力大到超過我所能承受的了。我太年輕了。」他們兩個像是也有同感的點了點頭。我離開客廳，但是才走出門外沒幾步，對事情又有了不同的見解。於是，我又折回客廳，「事實上是《郵報》。我在那裡很不開心，快被它搞瘋了。我需要回學校去上課。」

他們再度點頭。我離開後，立刻又回頭。

「不，是我的生活模式，是紐約讓我受不了。我應該搬到聖路易，或佛蒙特，或某一個安靜一點的地方。紐約不適合我。」

他們盯著我看，表情轉為憂慮，但是依舊體恤的點了頭。

我再度離開，跑進廚房後又跑回客廳。這次準沒錯，這次我真的想通了。地板上的波斯地毯刮傷了我的臉。

一顆顆的血珠玷染了上頭的圖案。

媽媽的叫聲淒厲。

我倒在地上，咬著自己的舌頭，身體就像離開水的魚似的，不住抽搐。艾倫跑過來把他的指頭放進我的嘴裡，痙攣中的我用力咬了它，我的血裡混了他的血。

幾分鐘後我醒了，聽到媽媽正在和貝里醫生講電話，逼他一定要給個解釋。貝里醫生堅持我得要吃藥，然後星期六去做腦波圖（EEG，electroen-cephalogram），檢查我的大腦電波。

兩天後的星期五，史提芬來薩米特看我。他提議出去走走，順便吃晚餐。我的家人已經跟他提過我的行為日益惡化，所以他提高了警戒，但是他也知道去透透氣（因為怕癲癇發作，所以我沒辦法開車），並保有一點成人生活的假象，對我來說很重要。我們去了新澤西州梅普爾伍德（Maplewood）的一家愛爾蘭餐廳。那是我第一次去那家餐廳，裡面擠滿了人，大家都圍在老闆娘的櫃檯旁等座位。我當下就知道那裡的人太多了。大家都在盯著我看，他們交頭接耳的說：「蘇珊娜，蘇珊娜。」我都聽到了。我的呼吸愈來愈急促，開始冒汗。

「蘇珊娜，蘇珊娜，」史提芬叫了我幾次。「她說還要等四十分鐘，妳想要等嗎？」

他指著老闆娘說道，她確實好奇的看著我。

「嗯。嗯。」那個看起來像戴了假髮的老人在嘲笑我。老闆娘揚起眉毛。「嗯。」

史提芬一把抓住我的手，帶我走出餐廳，我在寒冷的空氣中重獲自由。史提芬開車帶我到麥迪遜（Madison）附近，我們進了一家陳舊的餐廳，名叫「可憐的荷比」（Poor Herbie），立刻就有位子。女服務生的年紀大概六十多歲，頭髮染成金色，毛毛燥燥的，還露出灰色的髮根。她左手叉著腰站在桌子旁等我們點餐，而我只是盯著菜單，不知道該怎麼點。

「她要一個雞肉三明治，」發現我無法做如此重大的決定後，史提芬幫我點了菜。「我要一個醃牛肉三明治。」

食物上桌時，我的目光全聚焦在史提芬的三明治上那抹肥膩的法式沙拉醬。然後，我無奈的低頭看著自己的三明治，怎麼樣都無法下嚥。

「太……灰了，」我告訴史提芬。

「可是妳連試都沒試。如果不吃的話，就只能回家吃魚丸凍和雞肝了，」他拿艾倫偏好的食物開玩笑的說。史提芬把他的醃牛肉三明治吃完了，我的雞肉三明治還是原封不動。

走回車子的路上，兩股互相矛盾的衝動突然臨到我頭上：我不知道自己應該立刻和史提芬提分手，或者，當下就告訴他我愛他。兩股衝動一樣強烈，兩件事我都可能做得出來。

「史提芬，我必須跟你說一件事。」他一臉困惑的看著我。我結結巴巴，為了鼓起勇氣開口而漲紅了臉。我也不知道我自己會說出什麼，但史提芬已經猜對了一半，他認為我大概是要跟他提出分手了。「我只是，只是，真的很愛你。我不知道。我愛你。」

他溫柔的握住我的手。「我也愛妳，妳只要放輕鬆一點就好了。」這和我們期待中的告白場景完全不同；畢竟，這不是那種將來可以和兒孫們一起分享的美好記憶。但是就這樣，我們沉浸於愛意中。

那天晚上，史提芬注意到我不停的吸吮著嘴唇，像在吸吮糖果一樣。由於我一直舔嘴唇，我媽媽只好在我的嘴唇塗上凡士林，避免它龜裂或流血。有時候，我講話講到一半就出神了，眼睛對空氣凝視了幾分鐘後，才回過神來把話說完。這種情況發生時，我會偏執得像是小孩子一般，令周圍的人不勝其擾，因為即使是小孩子，我也是個頑固蠻橫、只想到自己的小孩。我們後來才知道，我的嘴巴不斷做重複的動作，還有意識朦朧，都屬於狀況比較輕微的癲癇。我的情況一天比一天差，甚至一個小時糟過一個小時，沒有人知道該如何是好。

三月二十一日早上三點三十八分，史提芬在樓上呼呼大睡，我又來到電腦前寫日記：

好的，起頭很難，但是你必須開始，好嗎？還有，不要跟我說什麼：「喂，我沒有檢查拼字。」

我非常想要照顧史提芬，而不是每次都讓他照顧我。對我爸媽也是，我讓他們照顧我太久了。

妳有母親的天性（妳把他抱在懷裡）。他在妳身邊時，妳就能放寬心了。妳找到妳的電話，然後想起來了。

和我父親說話更讓我這麼覺得。我媽媽過度呵護我了，她把我的不好怪罪在自己身上。但是她不應該這樣的。她是個偉大的母親。她應該要明白這一點。

別人怎麼看我干誰屁事。我要

史提芬：他讓我的頭腦清楚。他也很聰明。不要給他的謙虛騙了，好嗎？妳因為他來到這個十字路口，所以要對他永遠心存感激。所以要對他好一點。

現在回頭讀這些字句，我感覺就像在偷窺某個陌生人腦海裡的意識。我不認得這個藏在電腦螢幕裡的蘇珊娜，她似乎很努力的想要藉由寫作來和處在深邃暗處的自己溝通，但是連我都無法理解她。

12 詭計
The Ruse

星期六早晨，我媽媽試著要帶我去貝里醫師的診所做腦波檢查。短短一個星期內，我已經有兩次明顯的癲癇發作，而且又多了幾個令人擔憂的症狀，我的家人亟需答案。

「絕不，」我心不甘情不願的說，還像兩歲小孩似的用力踩著我的腳。「我很好，我不要去。」

艾倫已經在車上等著了，媽媽和史提芬還在說服我。

「不要，我不去。不要，」我回答。

「我們一定得去，拜託，去看看就好，」我媽媽說。

「讓我和她談談，」史提芬告訴我媽媽，然後把我帶到外頭。「妳媽媽只不過是想幫助妳，妳讓她好難過。可不可以就去看看呢？」

我想了一會兒。我愛我的媽媽。好吧，我去。但是沒一下子——不要！我不能離開這兒。又經過了半個小時的勸說，我終於和史提芬坐進了車子的後座。車子開到馬路上後，艾倫說話了。我聽得很一清二楚，但是他的嘴巴並沒有動。

妳是個婊子，我想我應該告訴史提芬。

我氣得全身發抖，顧不得危險的把身子往前傾到駕駛座。「你說什麼？」

「沒有呀，」艾倫回答，他聽起來既驚訝又無奈。

那是壓垮駱駝的最後一根稻草了。我迅速解開安全帶、打開車門，準備跳下車。還好史提芬及時從背後拉住了我的衣服，要不，我就倒栽蔥的掉出車外了。艾倫趕緊踩了煞車。

「蘇珊娜，妳在搞什麼？」我媽媽大叫。

「蘇珊娜！」史提芬也提高了音調，我從來沒聽過他用這種語氣說話。「別這樣。」

我聽話的把門關起來，雙手交叉在胸前，但是一聽到兒童安全鎖鎖上的聲音，我又開始恐慌了。我使盡全身的力氣撞擊車門，大聲尖叫：「讓我出去！讓我出去！」一次又一次，直到精疲力盡，沒有力氣再叫為止。我把頭靠在史提芬的肩膀上，立刻睡著了。

我再度張開眼睛時，我們已經出了荷蘭隧道（Holland Tunnel），置身於中國城。人行道上的魚攤、蜂擁而至的觀光客、仿冒的名牌包包，整個景象都教我作嘔。

「我要咖啡。給我咖啡。我現在就要。我餓了。給我吃的，」我用命令的口吻說道，完全不可理喻。

「可以等過了鬧區再買嗎？」我媽媽問。

「不行。現在就要。」全世界就我最大。

艾倫做了個急轉彎，還差點撞上一部停在路旁的車子。他改開西百老匯街（West Broadway）到格子餐廳（Square Diner），這是紐約市碩果僅存的幾家車廂餐廳之一。艾倫不知道要怎麼開兒童安全鎖，所以我只好爬過史提芬的身體，從他那邊的門出去。我想要在他們抓到我之前逃走，但是被史提芬猜中了，他也跟著我出來了。既然逃不掉，我只好晃進餐廳，想要找我要的咖啡和雞蛋三明治。因為是星期日早晨，所以等位子的人大排長龍，但是我沒有辦法等。我野蠻的推開一名老太太，見到空位就坐了下來，大聲咆哮著：「我要咖啡！」

史提芬在我的對面坐了下來。「我們沒辦法在這吃，外帶好不好？」我舉起手、彈了彈手指，完全不理會他。一位服務生過來了。「一杯咖啡和一個雞蛋三明治。」

「外帶，」史提芬補充說道。我的行為讓他很難堪，不過不能怪他。我有時候的確很任性，但是他從來沒有見我這麼無禮過。

還好，櫃檯後一個人看到了這一幕，大聲喊了：「沒問題！」之後就轉身過去煎蛋。不久，他端過來一杯滾燙的咖啡和裝在紙袋裡的三明治。我大搖大擺的走出了餐廳，手上那杯咖啡好燙，但是我滿不在乎。我掌有能力，可以呼風喚雨。只要我手指一彈，大家就得乖乖配合。我沒有辦法理解為什麼自己會有這種想法，反正身邊的人都得對我服服貼貼就是了。最後，我把那個雞蛋三明治扔在車內，連碰都沒碰。

「我還以為你餓了，」史提芬說。

「現在不餓了。」

坐在前座的媽媽和艾倫互看了一眼。

接下來的交通很順暢，我們很快就抵達了貝里醫師的診所。走進診間時，我發現這個地方有點不一樣，有些怪異、有些陌生，就像電影《賭城風情畫》（*Fear and Loathing in Las Vegas*）裡的剛佐（Gonzo）吸食迷幻藥後，走進賭場時的景象。每個東西都變得不一樣了，每個東西都有它引申的含義。一起等待的其他病人長得像嘲諷漫畫裡的人物一樣；那道把櫃檯人員和病人隔開的玻璃顯得很不開化；那幅米羅的畫依舊以扭曲而不自然的笑臉看著我。我不知道我們等了多久，可能是幾分鐘，也可能是幾個小時。時間在這裡是不存在的。最後，終於有一名中年女技術員叫我進去檢查室。她從一部推車裡拿出一堆電極線，先揉一揉我的頭皮，接著用一種特殊的膠把電極線一條一條的黏在我頭上。然後，她把燈關掉。

「放輕鬆，」她說道。「閉上眼睛，等我告訴妳可以張開時再張開。每兩秒鐘完成一次呼吸。」

她替我數著一、二，吐氣；一、二，吐氣；一、二，吐氣。接著把速度加快，一、吐氣；一、吐氣；一、吐氣，就這樣沒完沒了。我的臉漲得通紅，開始覺得頭眼昏花。我聽到她不知道在房間的另一頭找什麼東西，所以稍微睜開眼睛瞄了一眼。她手上拿著一把手電筒。

「張開妳的眼睛，直視光源，」她說道。手電筒像信號燈般閃爍著，但是沒有什麼特殊的節奏。接著她打開燈，一邊移去電極線，一邊和我說話。

「妳還是學生嗎？」

「不是。」

「做什麼工作？」

「我是記者，報社記者。」

「壓力很大嗎？」

「我想是吧！」

「妳的檢查沒有什麼問題，」她說道，一邊把電極線放回盒子裡。「我見多了，幾乎所有來這兒的銀行家、華爾街那些人，都只是壓力太大，沒有什麼其他問題；都是自己胡思亂想的結果。」都是我自己胡思亂想。她把門帶上後，我微笑了，接著變成大笑，帶著苦澀與不滿的大笑。一切都明白了。這是個詭計，他們設計這一切來處罰我的不良行為，然後突然告訴我我好了。為什麼他們要這樣騙我？為什麼他們要這麼大費周章的騙我呢？那個人不是護士，是他們請來的演員。

回到候診區時，只剩下我媽媽還在那兒；艾倫去牽車子，史提芬被我在車上的行為搞得不知所措，打了電話給他的媽媽，想要從她那獲得一些安慰與建議。我露出牙齒，給我媽媽一個大大的微笑。

「什麼事這麼好笑？」

「妳以為我那麼笨嗎？誰是幕後的主使者？」

「妳在說什麼啊？」

「這一切都是妳和艾倫設計的。你們僱用了剛才那個女人，還有這裡所有的人。你們想要處罰我，對不對？沒有用的。我太聰明了，才不會上當呢。」

我媽媽嚇得目瞪口呆，但是在當時偏執的我看來，那驚訝的表情也是裝出來的。

13 佛陀 Buddha

待在薩米特的時候，我不斷吵著要回去我在曼哈頓的公寓。我覺得在薩米特隨時都被人監督著。做完腦波檢查的隔天，我媽媽因為一整個星期沒睡好，還有一天到晚得看著我而累了，所以，即使她覺得讓我回曼哈頓並不妥當，還是讓我回去了，只不過她開了個條件：晚上我必須回到我爸爸家。雖然我的情況一天比一天糟，她還是沒有辦法把過去那個值得信任、工作勤奮又獨立的女兒，和現在這個喜怒無常又危險的我完全切割。

我很爽快的答應晚上會去我爸爸那裡過夜，因為不這麼說的話，我是回不去的。一回到地獄廚房後，我立刻覺得冷靜多了，我就要重獲自由了。抵達時，我父親和吉賽兒已經在公寓外頭等了，我立刻跳下車。我媽媽和艾倫沒有下車，但是他們一直等到我們安全進門後才離開。

回到自己的小窩真好。我養的流浪貓小灰也回來了。我不在的這個星期，多虧我的朋友薩克幫我照顧牠。還沒洗的髒衣服、裝滿書籍和雜物的黑色塑膠袋，甚至滿出垃圾桶外的垃圾都教我開心。沒有地方比得上甜蜜的家。

「那是什麼味道？」我父親問道。他上次來過後，我還是沒有整理房子，所以情形更糟了。史提芬上回煮的蝦子被我丟在垃圾桶裡，現在已經發臭了。我父親和吉賽兒二話不說，立刻收拾起我的公寓。他們刷了地板，消毒了這個小公寓裡的每一寸地。我什麼忙也沒幫上，就只是在他們周圍走動、看他們打掃，然後假裝收拾東西。

「我好髒喔！」我說道，得意的撫摸著我的貓咪。「好髒，好髒，好髒！」

打掃完畢後，我父親要我和他一起離開公寓。

「不要，」我冷冷的回他。「我只想待在這裡。」

「才不要。」

「或是我先去辦點事，然後我們在布魯克林碰面呢？」

「也不要。」

「我絕對不離開這裡！」

他和吉賽兒互看了對方，彷彿一眼就能明白對方在想什麼。我想，我媽媽一定警告過他們，要他們做好準備。吉賽兒把清潔用品整理了一下就下樓去，逃避一場即將開始的不愉快。

「走嘛，蘇珊娜，我們去喝杯咖啡，然後我來煮個晚餐。一切會很棒、很美好。一起走嘛。」

「不要。」

「拜託，就算是我拜託妳，好嗎？」他問道。半個小時後，我終於答應他，拿了幾件乾淨的內衣褲和衣服，便跟他走了。我的病狀好像突然消失了，原來那個理性的蘇珊娜短暫的回來了。前往第四十三街的地鐵站的路上，我們三個閒聊了一會兒。但是，這樣的平靜沒有持續太久。要過第九大道的馬路時，我的妄想症又發作了。我父親拿走了我的鑰匙。我沒有辦法回我的公寓去了。我變成他的俘虜了。

「不要。不要。不要！」綠燈亮了，我卻站在馬路中央大叫。「我不要去，我要回家！」我感覺到我爸爸緊緊抓了我肩膀一把，把我帶離來來往往的車陣。我依舊不停的大叫。他招來一部計程車，然後把我推進車裡，吉賽兒則從另一邊的門進入，兩個人把我包夾在中間。他們不打算讓我有機會再次開溜。

「他們綁架我，打電話給警察！快點報警！我是被他們逼的！」我對著那名中東裔的計程車司機大叫。他從後視鏡瞄了我們，不敢開車。「讓我出去，我要去報警！」

「出去。馬上下車，」那位司機說道。

我父親隔著防彈隔板，咬牙切齒的說，「你他媽的最好給我開車，敢停下來給我試試看！」

我不知道那個司機當初是怎麼想的，場面顯然很可疑，但他還是聽了我父親的話，沒多久我們就開始在布魯克林橋上的車輛間穿梭。

「我一下車就要打電話報警，你等著瞧。你一定會因為綁架被抓起來！」我對著我爸大叫。司機先生戰戰兢兢的從後視鏡看著我們。

「就去報警啊，」我爸不耐煩的說了。吉賽兒始終沉默的看著窗外，彷彿這麼做，這一切就與她無關。我父親接著語氣稍緩的說：「妳為什麼要這樣？為什麼要這樣對我？」老實說，我也不知道。但是我就是認為在他的照顧下我不安全。

來到他們位於布魯克林高地的房子時，我已經累到無法反抗了。我全身沒力，這不意外，我已經一個星期沒吃沒睡了。進屋後，吉賽兒就和我父親在廚房裡忙了。他們要煮我最喜歡的一道菜——香辣茄醬義大利麵。我則坐在客廳裡，茫然的盯著我父親收集的林肯和華盛頓半身像。他的房子就像美國戰爭時期的展示場，到處是革命戰爭到第二次世界大戰的紀念品、古董，客廳和書房中間的一個隔間甚至布置成「作戰室」，裡頭有南北戰爭時期用的步槍：有第一次世界大戰到越戰時期用的M1加蘭德半自動步槍（M1 Garands），一八〇〇年代的柯爾特左輪手槍（Colt）；革命戰爭時用的劍，還有一頂年代相當的頭盔。在他和媽媽離婚之前，這些東西都擺在我們薩米特家的客廳裡展示，不知道嚇壞多少我高中時期的男朋友。

他們在長形餐桌上擺好了餐具，一只藍色LC鑄鐵鍋盛著滿滿的義大利麵，和在血紅色番茄醬裡的義大利培根閃爍著奇異的光芒。我壓抑著不讓自己吐出來，或是把整鍋義大利麵拿起來往牆上砸，只是靜靜的看著我爸和吉賽兒吃他們的麵。

晚餐過後，我到廚房喝水，吉賽兒還在清理東西。她經過我身邊，要把盤子放進洗碗槽時，我聽見她說，「妳這個被寵壞的大小姐。」這句話懸在半空中，就像一縷散不去的煙。但是她的嘴巴並沒有動。

「妳說我什麼？」

「沒有啊，」她回道，看起來很驚恐。

我父親在書房裡等我，他坐在一張花布搖椅上，這張椅子是他的姑姑留下來的古董。我決定先不告訴他吉賽兒對我說的話。

「今晚在這陪我好嗎？」我坐在一旁的皮沙發上，反過來問他。電視沒有打開，所以我們小聊了一下，中間穿插了幾段令人尷尬的沉默。「我害怕自己一個人。」

「當然好，」他說。

但是我接著又說：「別煩我！離開房間。」

然後是：「對不起。你留下來好嗎？」

我一會兒歇斯底里的指責，一會又道歉，就這樣持續了幾個小時。除此之外，我不記得那晚發生的任何事了。這或許是身體的自我保護機制吧，誰會想記得自己像個怪物般的模樣呢？我父親也說他不記得發生了什麼事，但我想他是刻意要把那晚的事忘掉的。我知道自己說了些很傷人的話，嚴重到讓我父親哭了，那是我有史以來第一次見到他哭。我沒有因此心軟、同情他，反而更加渴望掌有權力。我叫他離開書房，回他樓上的房間去。

過了一會兒，樓上傳來了轟隆隆的聲響。砰砰砰。我故意不理會它。

我走進他的作戰室，拿起那把革命戰爭時期留下來的劍，把它從鞘裡拔出來，入神的瞧著那刀刃，然後再把它收回去。接著，我聽到吉賽兒的聲音。她在哀求我父親。「求求你不要傷害我，不要為了她而傷害我。」

再一次，我又聽到了假想的砰砰砰。

我回到書房，在皮沙發上坐了下來。一幅描繪獨立宣言起草工作的畫栩栩如生。壁爐上頭那幅鐵路景色的油畫也是活的，火車頭還冒出了陣陣黑煙。林肯用他凹陷的雙眼跟蹤著我。父親在我小的時候幫我做的娃娃屋變成了鬼屋。

砰砰砰。

那是拳頭打在某種堅硬的東西所發出的聲音，應該是頭顱。我看得很清楚。他因為生我的氣，所以打了她。

砰砰砰。

我需要找個出口逃出去。一定有什麼方法可以讓我出得去。我猛拉公寓的大門，但是有人把它從外頭反鎖起來了。他下一個要殺的，就是我了。我把身體重重的朝大門撞，完全顧不得肩膀疼痛。我必須出去。讓我出去。

「讓我出去！讓我出去！誰來救救我啊！」我一邊尖叫，一邊用拳頭猛烈的敲著門。我聽到樓上傳來父親的腳步聲。我拔腿就跑。要逃去哪呢？廁所。我把門鎖起來，然後試著移動那八英尺高的衣櫥把門頂住，好保護自己。窗戶！這裡大約是兩層樓的高度，應該不至於摔死。

「蘇珊娜，妳還好嗎？拜託妳開門。」

沒錯，我原本打算跳下去的，但是我突然見到吉賽兒放在浴室洗手台上的小佛陀。它在對著我微笑，於是，我也對它微微笑。一切都會沒事的。

14 尋找與癲癇 Search and Seizure

隔天一早，我媽媽和艾倫來接我。我一看到他們的車就衝出了父親的家。

「他們綁架我、逼我做不想做的事。這裡發生不好的事了，快開車，」我下令。

我父親已經把昨天晚上發生的事告訴他們了。在我說了那些傷人的話、把他趕到樓上去後，他就偷偷的隔著牆注意我的動靜。他試著保持清醒，但最後還是睡著了。聽到我想要逃出去的聲音後，他立刻下樓，這才發現我把自己鎖在廁所裡，最後花了一個多小時才把我哄出來。他陪我坐在沙發上，一直等到天亮。他打了電話給我媽媽，兩個人都同意我得住院。但是有一件事他們很堅持，那就是絕對不會把我送到精神病院。

我坐在車子的後座，再一次屈服於命運。艾倫把車直接開到了貝里醫生的診所。

「她的腦波圖完全正常，」貝里醫生看著我的檔案提出反駁。「磁振造影正常、血液檢查正常。所有功能都正常。」

「但是她不正常，」我媽媽發飆了，而我則雙手交疊放在大腿上、安靜有禮的坐在一旁等著。她和艾倫已經講好，除非貝里醫師幫我們安排住院檢查，否則絕不離開。

「讓我盡可能婉轉的說吧，」貝里醫生說道，「她喝太多酒了，她那些行為是典型的酒精戒斷症候群。」症狀完全符合：焦慮、沮喪、疲勞、易怒、情緒不穩、做惡夢、頭痛、失眠、食慾不振、噁心嘔吐、精神錯亂、幻覺和癲癇發作。「我知道你們很難接受這個事實，但是我真的沒有太多其他的可以說了。她只能先服藥、然後不要過度沉溺於玩樂，」他一邊說，還意有所指的對我眨了眨眼。

「酒精戒斷？」我媽媽揮著一張畫了紅線的紙，顯然有備而來。「這些是她的症狀：癲癇、失眠、妄想，而且情況愈來愈糟。過去這一個星期來，她一滴酒也沒沾。她現在就必須住院檢查，一天都不能等，現在就要。」

他看了我，然後又看了我媽，心裡很清楚最好不要再爭辯了。「讓我打幾通電話，看看能不能幫上忙。但我還是必須再說一次，我認為她的狀況是飲酒過量的反應。」

他離開診間，一會兒後回來告訴我們：「紐約大學可以做二十四小時的腦波檢查。這樣你們滿意了嗎？」

「可以，」我媽媽說。

「他們現在有一張病床，我不知道會空多久，建議你們最好馬上過去。」

「很好，」她說道，然後收拾好她的包包，並把那張紙摺好。「我們現在就去。」

我們從旋轉門進到人來人往的紐約大學蘭格恩醫學中心（Langone Medical Center），它的大廳最近才整修過。穿著綠色制服的護士在裡頭快速穿梭，後頭跟著穿紫色制服的護士助理；身穿白袍的醫生在走道上交談；病人中有人纏著繃帶、有人拄著拐杖、有些人坐在輪椅、有些躺在輪床上，他們一個個目光呆滯的從我眼前走過，不說一句話。我不屬於這裡。

我們找到了報到處，不過是張旁邊圍了些椅子的小桌子，有一位女士在那裡為病人指點方向。

「我想要喝咖啡，」我說道。

我媽媽看起來不太耐煩。「妳是說真的？現在？好吧，但是要馬上回來。」我媽媽相信那個負責任的我多少還是存在，她決定相信我不會逃跑。很慶幸的，這一次她賭對了。

旁邊有家賣咖啡和餅乾的小店。我很淡定的點了卡布奇諾和優格。

「妳嘴巴上那是什麼？」回來的時候我媽媽問道。「妳為什麼笑得這麼詭異？」

我的上嘴唇有一種味道奇怪的泡泡，那是唾液混著奶泡的味道。

白色的醫師袍。

醫院冰冷的地板。

「我女兒癲癇發作了！」我媽媽的叫聲迴盪在走道，三個醫生在我顫抖的身體旁蹲了下來。

從這裡開始，我記得的事就非常少了，多半是住院期間的幻覺。和先前發生的狀況不一樣，現在，那個生活了二十四年的蘇珊娜已不復存在。幾個星期來，我不停的失去自己，這一次，什麼都沒留下了，我的意識澈底離開了身體。你可以說，我已經消失了。我多麼希望能了解自己當時的行為和想法，但是在失去理性自覺意識的情況下，這是奢求，不管是過去或現在都是如此。因為發瘋而從我生命中消失的那一個月，就此展開。

今天幾月幾號？

現任總統是誰？

你可以構成多大的危險，從一到十，請給個分數。

「住在玻璃屋裡的人」是什麼意思？[15]

每一場交響樂都會讓人暫時打消自殺的念頭，對或錯？

每一片雪花都得為雪崩負起責任嗎？

說出五條河流的名稱。

再過十分鐘後，你會在做什麼事？

要不要來點溫柔甜美的托拉靈音樂？[16]

如果你可以和你的父親相處三十分鐘，你想要跟他說什麼？

如果我睡著了，你會怎麼做？

你還在追隨那巨人般的步伐嗎？

「瑪麗有隻小綿羊」的道德意義是什麼？

他有如聖母峰般高大的影子呢？
你會把你受的教育和一個從來沒有人得過的罕見疾病相比，
還是會拿它與蓄意滅絕原住民比擬？
是有痛苦這回事比較令人困惑，還是經常沒有痛苦令人困惑呢？
奇數屬於天上眾神，偶數屬於地獄，還是反過來呢？
你會想要去一個大家都不說話的國家嗎？
重新來過，你會有不同的做法嗎？
你為什麼在這裡？

——美國詩人佛朗茲・萊特（Franz Wright）
〈初次會談〉，《惠靈市汽車旅館》
"Intake Interview," *Wheeling Motel*

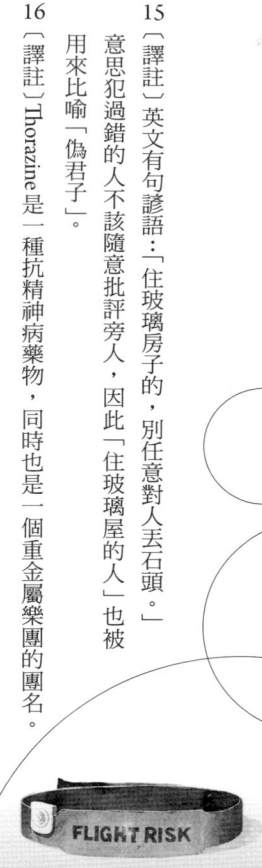

15〔譯註〕英文有句諺語：「住玻璃房子的，別任意對人丟石頭。」意思犯過錯的人不該隨意批評旁人，因此「住玻璃屋的人」也被用來比喻「偽君子」。

16〔譯註〕Thorazine是一種抗精神病藥物，同時也是一個重金屬樂團的團名。

第二部　時鐘
THE CLOCK

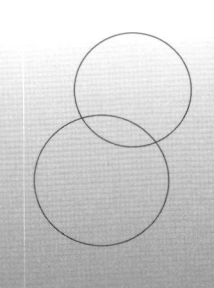

15 凱卜葛拉斯症候群 The Capgras Delusion

我在三月二十三日下午住進了紐約大學的蘭格恩醫學中心，這距離我第一次癲癇發作，也就是看了葛妮絲・派特洛在公共電視台主持的節目那一次，已經有十天了。蘭格恩醫學中心有全世界最大的癲癇醫療單位，但是那天唯一空著的病床位於嚴密監控病房（AMU，advanced monitoring unit）。那是專門給嚴重癲癇患者住的四人病房，他們的大腦都植入了電極，所以醫院在進行某些癲癇手術前，可以先記錄患者的大腦電性活動。偶爾，像我這樣沒有適合病床的病人，也會被安排到這邊來。這種病房裡有專屬的護理站，二十四小時監控患者的

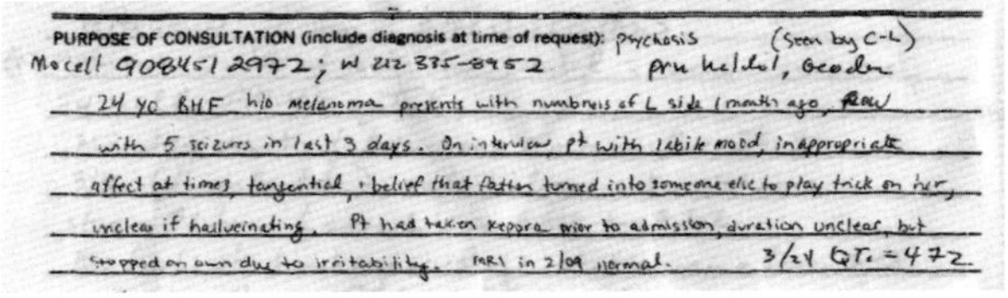
PURPOSE OF CONSULTATION (include diagnosis at time of request): psychosis (Seen by C-L)
Mocell 9084512972; W 212 335-8952 prn haldol, Geodon
24 yo BHF h/o melanoma presents with numbness of L side 1 month ago, now
with 5 seizures in last 3 days. On interview pt with labile mood, inappropriate
affect at times, tangential, + belief that father turned into someone else to play trick on her,
unclear if hallucinating. Pt had taken Keppra prior to admission, duration unclear, but
stopped on own due to irritability. MRI in 2/09 normal. 3/24 QTc = 472

二十四歲女性患者，曾罹患黑色素瘤，身體左側一個月前開始有麻木情形，過去三天有五次癲癇發作。和患者會談時，發現患者情緒不穩定、容易離題。患者認為她的父親會變成其他人來欺騙她，不確定是否有幻覺。住院前曾服用優閒，時期不確定，會因為不舒服而自行停藥。二月份曾做過磁振造影，結果正常。

行為。每張床的上方都有兩支監視器，好讓醫院可以同時掌握患者癲癇發作時的身體及電性證據（大部分的錄影都會在患者出院後刪除，醫院只會保留癲癇發作時期和異常狀況下的影像）。在我日後想要尋回遺失的那段歲月時，這些監控錄影提供了很大的幫助。

在大廳報到處發生癲癇後，我媽媽和艾倫跟著醫護人員，把我的輪床推到了癲癇患者專屬的樓層。接著，另外兩名護士把我送進了嚴密監控病房。新來的室友轉移了原本那三名患者的注意力，他們頓時安靜下來。護士小姐記錄了我的基本健康情形，註明我的配合度高，不過可能因為剛才癲癇發作，所以反應稍微慢了一些。我媽媽拿著厚厚一疊資料，遇到我沒有辦法回答的問題時，就替我回答。

護士讓我躺在一張兩旁有護欄的床，床的高度降到最低的位置。每個小時都有護士來做些基本生理檢查，包括血壓、脈搏，以及基本的神經學測試。我的體重是正常偏低，血壓正常偏高，脈搏的速度稍微快些，但是以目前的情形看來，還沒有到需要特別注意的程度。測試的種類繁多，從大腸蠕動到意識程度都包含在內，結果全部正常。

一名腦波圖技術員過來，從他身後的手推車裡拿出各種顏色的電極線——有紅的、粉紅的、藍的和黃的，就像貝里醫師診所裡的一樣。這些電極會測量沿著頭皮的電性活動，並將追蹤到的電性活動以波的形態，透過一個大小和無線網路分享器差不多的灰色腦波盒，將訊號傳送到電腦，記錄下我的腦波活動。

技術員在上膠時，我就拒絕配合了。他花了一個半個小時才把二十一個電極裝上去。過程中我不斷扭動身體，一邊揮舞手臂，一邊喊著：「請你住手！」媽媽撫摸著我的手，試著幫助我冷靜下來，但是沒什麼效果。我比起過去幾天更加反覆無常，情況似乎急速的往下坡走。

我終於鬧完脾氣了，但是空氣中那刺鼻的黏膠味仍讓我啜泣不已。技術員把線路都裝好了，離開前，他給我一個像是給幼稚園小朋友用的粉紅色背包，用來裝那台「無線分享器」，這麼一來，不管我走到哪裡，都可以跟腦波系統連線。

事實已經擺在眼前，我不是個容易應付的病人。住院不過幾個小時而已，我就已經對訪客咆哮、對護士發飆過了。艾倫到的時候，我指著他、對他大吼，並堅持要護士「把這個人趕出去」。父親來看我的時候也一樣，我大聲指控他綁架我。因為我看起來還處在精神病發作的狀況，因此許多測試根本沒辦法進行。

那天晚上，一位值班的神經科醫師來幫我做第二階段的基本健康檢查。她立刻注意到我「不穩定」，意思是說我的情緒起伏大，而且「容易離題」，經常從一個話題突然跳到另一個話題。我提及曾經罹患黑色素瘤的事，但是之後講的話就又非常不符合邏輯了，因此會談只好延到之後再繼續進行。

「妳是哪一年診斷出來黑色素瘤的？」神經科醫生問道。

「他想要騙我。」

「誰想要騙妳？」

「我爸爸。」

「什麼意思？」

「他會變身成其他人，他會變成其他人來騙我。」

神經科醫生在她的諮詢表上寫下「不確定是否有幻覺」，並且開了低劑量，經常用來治療思覺失調症的藥哲思（Geodon），還要求精神病小組找人做更澈底的鑑定。

除了有妄想幻覺，認為我的家人會變身成其他人之外，我還堅信我父親是別人冒充的。這種妄想症有個更明確的名字，是根據法國精神病專家約瑟夫・凱卜葛拉斯（Joseph Capgras）命名的凱卜葛拉斯症。一九二三年，他遇到了一位認為她的先生是「雙重人」的女性患者。一直以來，精神病專家都認定這是一種思覺失調症，或其他精神疾病衍生的症狀，直到最近，醫生們才發現它也可能是神經生物學異常，例如腦部病變的結果。有一份研究更指出，大腦結構或迴路出現問題時，會導致凱卜葛拉斯症，例如負責連結視覺影像（「那個深色頭髮、高一百八十公分、體重八十五公斤的人看起來是我爸爸」）和情感認知（「那個人是我爸爸，他拉拔我長大」）的大腦部位受損時。患者會對人事物產生似曾相識的感覺，或是某種親密感和熟悉感，但就是無法把它們和過去的經驗連結起來。出現這種配對錯誤的情形時，我們的大腦為了要解釋這種情緒不調節的感受，於是便編造出一個又一個精心策劃過的偏執幻想。(「那人看起來像我爸爸，但是我不覺得他是我爸爸，一定是什麼人假冒的」)，聽起來就像是電影《變體人》(*The Invasion of the Body Snatchers*)的情節。

腦波監測影像，三月二十四日凌晨一點，長度六分鐘

我躺在床上睡覺，身穿一件綠色和褐色相間的條紋T恤，頭戴一頂白色棉帽。象牙白的床單一直拉到我的喉嚨、做了防撞措施的護欄也架在最高處，由上往下看，就像一個大人版的搖籃。我像媽媽肚子裡的胎兒一樣，蜷著身體，緊抓著枕頭。幾分鐘後我醒了，撥弄了一下我的帽子，看起來很不開心；拉扯著右手腕上的病人辨識手環，雙手交叉在胸前。我拿起我的手機。

影片結束。

我需要尿尿。我拿起我的粉紅色背包、拔掉插頭，接著往公用的浴室走去。就在我把黑色緊身褲和內褲往下拉時，我發現有人盯著我看。我轉向右邊，看見一隻棕色的大眼睛從門上的狹縫看我。

「你給我滾開！」

我遮著下體、拉起褲子跑回床上，然後把被子拉到蓋住眼睛為止。我打電話給我媽媽。

「他們傷害我。他們嘲笑我。他們在我的手臂上打針，」我把音量盡量壓低，不想讓同房的其他三個病人，或是房裡護理站的人聽到。

「蘇珊娜，冷靜下來，我向妳保證，沒有人想要傷害妳，」我媽媽說。

「他們監視我，連我去上廁所時都盯著我看。」

她停頓了一下，「真的嗎？」

「妳怎麼可以這樣問我？妳覺得我會騙你嗎？」

「我會跟他們談談，」她回答，聲音有點慌了。

「妳以為他們會告訴妳實話嗎？是啊，我們在虐待妳的女兒。妳覺得他們會承認嗎？」

「事情真的像妳說的那樣嗎？」

「沒錯。」

我聽到腳步聲，立刻把電話掛了。一名護士走了過來。「請不要在使用腦波檢測儀器時講電話，會有干擾。而且很晚了，大家都睡了。」

接著她小聲的說：「我在新聞上看到妳了。」她的話帶著嘲諷，但是她的嘴唇並沒有動。

「妳說什麼？」

「妳為什麼不讓妳父親進來呢？他是個好人，」那名護士說道，她的聲音像蒸汽般瀰漫在我周圍，直到她從簾子後消失為止。

每個人都想要抓我。我在這裡不安全。我抬頭看監視攝影機。他們在看著我。如果現在不逃，我就永遠沒辦法活著離開這裡了。我抓了一把電極線用力拉扯，一撮頭髮跟著掉了，但是我不覺得痛。我茫然的看著落下的頭髮，新長出來的髮根沒有染過，還保有原來的髮色。

那天晚上，我從病房衝出走道，結果被一群護士抓住了。他們把我帶回嚴密監控病房，我抵死不從，拳打腳踢加上尖叫。這是我的第一次企圖逃走，但不是最後一次。

16

癲癇後的暴怒
Postictal Fury

癲癇科的主治醫生黛柏拉・羅索（Deborah Russo）隔天早上來看我，一旁跟著幾個醫生、護士和醫學院學生，這就是醫療「小組」。羅索醫生已經聽說我昨晚企圖逃跑的事，所以她環顧了病房，確定癲癇發作的應變措施沒問題後，才開始進行基本的神經學檢查：摸妳的鼻子，伸出妳的舌頭……我打斷了她，「妳必須把我弄出這裡，我不屬於這裡，」我緊張的把這裡的祕密告訴她，「他們說我的壞話。」

「誰說妳的壞話？」

「電視上的人。」

羅索醫生讓我暢談了幾分鐘後才把我導回正題。「可不可以告訴我妳來到醫院之前有什麼感覺呢？」

「我覺得我消失了。」

「可以跟我解釋一下嗎？」

「我覺得自己好累。一直到今天都還很累。」

羅索醫生寫下「答非所問、思緒混亂，無法提供完整的經歷」。接著，她繼續檢查。

「我要問妳一些基本問題，盡妳所能的回答，好嗎？妳叫什麼名字？」

「蘇珊娜，」我回答，一邊把脖子伸得長長的看電視機。

「今年是西元幾年？」

「妳聽到了嗎？他們在談論我。妳看，妳看，他們又在談論我了。」

「蘇珊娜，回答我的問題好嗎？」羅索醫生說道，並示意一名護士去把電視機關掉。

「今年是西元幾年？」

「二〇〇九。」

「現任總統是誰？」

「歐巴馬。」

「妳現在在哪裡？」

「我必須離開這裡。我要出去。我得出去。」

「我知道。先告訴我妳在哪裡？」

「在醫院，」我帶著譏諷回答。羅索醫生緊接著拿一支小手電筒對著我的瞳孔照，測試我的瞳孔收縮反應和眼球運動。一切正常。

「蘇珊娜，請妳微笑一下。」

「不要，我不想做了，」我說。

「一下子就好。」

「我現在就要出去！」我尖叫，從床上掙脫。

醫療小組等我把脾氣發洩完。但是就算平靜下來了，我還是不停的踱步，而且還一邊拉扯腦波檢測儀的導線，一心想要出去。「讓我出去！」我對著醫療小組的人怒吼，努力想衝出房門。「我要回家！」

羅索醫生幾次試著要把我帶回病床上，並找護士助理來幫忙。最後，她下令打一劑抗精神病藥好度（Haldol），然後在護理站寫下她的觀察：「患者有狂躁和精神病的現象。」同時也寫下她認為的兩種可能診斷：「雙極性障礙，或是癲癇後精神病（PIP，postictal psychosis）。」後者中的「ictal」就是癲癇的意思，癲癇後精神病指的是在一連串癲癇發作後，所產生的精神病行為。這種情形可能只持續十二個小時，也可能長達三個月，平均長度大約是十天。一八三八年，一位法國精神病醫師首次提到這種情形，並稱它為「癲癇後暴怒」（postical fury）。在癲癇病房接受精神病治療的患者中，大約有四分之一的人是受癲癇後精神病所苦。

那天晚上，第三位醫生威廉・西格（William Siegel）獨自來到。他首先向我，然後是我媽媽做了自我介紹。由於他的名聲響亮，我媽媽之前就知道這號人物。一天前，我媽媽曾向她的家庭醫生提到西格醫生，他的反應是：「西格醫生？妳怎麼有辦法找到他？」西格醫生不但充滿魅力，還平易近人。在神經學檢查結束後，他伸出手來和我媽媽握手，說道：「我們會找到問題，蘇珊娜會好起來的。」我媽媽緊抓著那句話，就像抓住救生圈一樣，還給西格醫生取了個綽號，叫「小蟲巴格西」（Bugsy）[17]——她的醫生老大。

17〔譯註〕創立拉斯維加斯的美國黑手黨老大班哲明・西格（Benjamin Siegel）的綽號就叫小蟲巴格西。

17 多重人格障礙 Multiple Personality Disorder

我們的大腦運作和耶誕的燈飾電路很相像。大腦功能正常時，所有的燈都可以閃閃發亮，但它具備適應變化的能力，一般來說，一個燈壞掉時，其他的燈還是會繼續發亮，不過偶爾也會出現一個燈泡壞了，所有的燈也跟著全熄的情形。

繼「巴格西」醫生之後，下一個來看我的是精神病科的莎賓娜．可罕（Sabrina Khan）醫生，也是第四位加入醫療小組的醫生，她當然也聽說了我兩次企圖逃走：早上一次，下午羅索醫生來時又發生一次。可罕醫生在我的病程記錄上寫到我看起來蓬頭散髮，有些焦躁不安，穿著「暴露的睡衣」（我穿著緊身褲和一件有點透明的上衣），玩弄著腦波儀器導線。提出和我的心理層面相符的外在狀況很重要，我外表凌亂而暴露有可能是狂躁症的表現：這類患者經常不修邊幅，並且有無法控制的衝動性行為，有時候會出現性濫交的情形。雖然說我之前沒有精神病的病史，但二十出頭確實是精神病好發的年紀。

她的筆還沒有停，我就自己主動宣布：「我有多重人格障礙。」

可罕醫生耐心的點了點頭。我挑的是精神病領域裡最具爭議性的診斷，現在改名為解離性身分障礙（DID，dissociative identity disorder），患者會表現出多種完全不相關的身分，而且經常對於自己的其他身分不知情。有些醫生認為這種情形存在，但有些醫生不認為（特別是在具有代表性的患者西碧〔Sybil〕[18]被發現是捏造的故事後）。許多解離性身分障礙患者常伴隨有其他精神疾病，像是思覺失調症。不管是什麼情形，總之，我自己也搞不清楚。

「曾經有精神科醫師或心理醫師這樣告訴妳嗎？」她溫柔的問道。

「有，有一個精神科醫生說我有躁鬱症。」

「那妳有吃藥治療嗎？」

「我不想吃。我把它吐出來了。我必須離開這兒。我不屬於這裡。我應該住在精神病院的。我應該住在精神病院的。我在這裡不安全。」

「這裡為什麼不安全呢？」

18〔譯註〕一九七三年，美國記者芙洛拉．芮塔．舒瑞伯（Flora Rheta Schreibe）寫了一本主角叫西碧的書，她聲稱寫的是患有多重人格障礙的雪莉．阿德爾．梅森（Shirley Ardell Mason）的故事，但事後被發現內容是捏造的。

「大家都在談論我。他們都在背後嘲笑我。去精神病院，他們才能把我醫好。我不知道為什麼自己會在這裡，我應該住精神病院的。我聽見護士在談論我的事，我可以聽見他們在想什麼，他們把我說得很難聽。」

可罕醫生寫下「偏執症」。

「妳可以聽到他們在想什麼？」她又重複問了一次。

「對。全世界都在嘲笑我。」

「妳還聽到什麼嗎？」

「電視裡的人也在嘲笑我。」

可罕醫生寫下「疑心病」，這類患者相信報紙上的文章、歌曲或是電視節目等，都是針對他而來。「妳家裡有什麼人有心理疾病的病史嗎？」

「我不知道。我奶奶可能有躁鬱症吧，反正他們全都是瘋子。」我笑道。接著我轉向她，「妳知道我有權利自行辦理出院吧？我可以就這麼走出去，沒有人可以強迫我留在這。我不想再說了。」

可罕醫生寫下了幾個她的診斷，包括「待分類的情緒障礙」和「待分類的精神障礙」。她從我的癲癇和黑色素瘤病史判斷，有必要檢查是否有神經學上的病因。

如果沒有發現其他病灶可以解釋我突如其來的精神病症，那麼她認為有可能是第一型躁鬱症（Bipolar I），患者會出現狂躁期或混合期（同時具有狂躁期和抑鬱期）情緒障礙。假設最糟糕的情形是一分，完全沒有症狀的情形是一百分的話，我得到的分數是四十五分，可以解釋為「症狀嚴重」。可罕醫生建議替我安排一位一對一的看顧人員，以防止我再次企圖逃脫。

我聽不到他們的聲音了。她的皮膚好光滑。我盯著醫生的顴骨看，她有漂亮的橄欖膚色。我愈看愈專注，愈看愈專注，她的面孔在我眼前旋轉起來，她的髮絲一根一根的轉成灰色，她的眼睛周圍開始出現皺紋，接著是她的嘴角，然後是臉頰，現在，滿臉都是皺紋了。她的臉頰開始凹陷，她的牙齒開始變黃，她的眼睛下垂，雙唇也失去了原有的豐潤。這名年輕的醫師在我的眼前逐漸老去。

我轉頭過去看史提芬，他也看著我。他的鬍渣從棕色轉成了灰色，他的髮白如雪，看上去就像他父親。我從眼角餘光看到那個醫生又一分一秒的變年輕了，臉上的皺紋撫平了，眼睛再次圓亮起來，臉頰恢復了嬰兒肥，頭髮則是深深的棕栗色。她看起來像是三十歲、二十歲，不，十三歲。

我有超能力。我可以用自己的意志力讓人變老，這就是我，他們不可以把這種權柄從我身上奪走。我充滿能力，事實上，我這輩子從來沒有這麼有能力過。

18 重大新聞 Breaking News

同一天稍晚，第五名醫生伊恩．阿爾斯蘭（Ian Arslan）也加入了醫療小組。他是精神藥學專家，對我的案例很感興趣。他的個子有一百八十公分以上，看起來不像醫生，反倒像是個上了年紀的嬉皮。由於他喜歡「垮掉的一代」（beat generation）[19]的文學作品，加上總能以充滿智慧的方法與人溝通抽象的醫學名詞，因此同事們給了他「垮掉世代的活字典」這個稱譽。

他已經聽說了我企圖逃走的事，以及我有偏執妄想，所以他先去找了我媽媽，請她敘述我過去幾個星期來的怪異行為。接著，他和我父親會談，然後才和我短暫的會談。這時，他已經清楚了解我的官能異常。他從護士那邊收集了資料，甚至還打電話給貝里醫生。阿爾斯蘭從貝里醫生那裡得到的消息是我「每天晚上會喝兩瓶紅酒」。貝里醫生顯然大大誇大了我的惡習。在整合了所有的訊息後，阿爾蘭斯醫生認為有兩種可能：癲癇後精神病和情感性思覺失調疾患（schizoaffective disorder）。他知道我父母不會喜歡他的第二個診斷，所以他沒有告訴他們。

「情感性思覺失調疾患」一詞首次出現在一份發表於一九三三年的文獻。「思覺失調性精神疾病：它的發生就像晴天霹靂一樣，患者原本理智的大腦完全給幻想占據……爆發前完全沒有任何預兆……。」

較新的作法則將它定義為情緒症狀（也就是我的躁鬱症的症狀）與精神病的症狀（也就是我的思覺失調的症狀），兩者合併出現的情形。我住院那段時間，美國精神醫學學會（American Psychiatric Association）公告採用的第IV-TR版《精神疾病診斷與統計手冊》（DSM，*Diagnostic and Statistical Manual of Mental Disorders*）則將它定義為「患者沒有間斷的處於重度抑鬱期、狂躁期，或是混合期。」符合這項診斷的病人會有兩次或兩次以上的正性症狀（positive symptom），像是妄想、幻覺和語無倫次等，以及負性症狀（negative symptom），像是緘默症和冷漠。[20]

19〔譯註〕是第二次世界大戰之後，出現於美國的一群年輕詩人和作家，他們篤信自由主義、玩世不恭，作品經常不按傳統創作的常規，結構和形式雜亂無章，語言粗糙甚至粗鄙。

20〔編註〕正性症狀是指正常人所沒有，但精神病患明顯具有的現象，通常在疾病急性發作時出現。負性症狀指正常人應該具備，但精神病患卻缺乏的特質，通常伴隨精神病慢性化而出現。

腦波監測影片，三月二十四日，十一點零六分，片長十一分鐘

「一二七九病房患者按鈴，一二七九病房患者按鈴。」這是影片一開始的一段錄音。

我把被子拉到蓋住脖子，只露出了一點病人袍。我講手機講得很起勁，但是電話的另一頭顯然沒有人。我拿起電視遙控器，開始對著它講話，很明顯的，另一頭更不可能有人。我對著攝影機比手畫腳，不斷指責它，然後雙手抱頭、充滿挫折。

「我的天啊，」我大叫，然後用力的按了護士鈴。

「需要幫忙嗎？」對講機傳來護士的聲音。

「不用，不用，沒事。」

「小姐？小姐？小姐？我現在就過去，」另一名護士插了話。接著，我開始喃喃自語。「我不知道發生了什麼事，我要把我的手機關掉。」我把手機扔到床腳。一名護士拿了幾顆藥丸給我，我就像灌龍舌蘭酒一般，毫不遲疑吞下它們。「我不能帶著它，我上新聞了。」

護士不知道對我說了什麼，音量太小，所以沒能錄到。

我開始大叫、雙腳狂踢，接著又按了護士鈴。「幫幫我，拜託幫幫我。我好害怕。我好害怕。」

「一二七九病房患者按鈴，一二七九病房患者按鈴。」

「請妳打開電視。請打開電視！」

護士完全不理睬我的大吵大鬧，只顧著先把病床的護欄固定在最安全的位置。

「妳沒看到嗎？我在電視上，我上了新聞，」我嚎啕大哭，接著拿起電視遙控器，再次對著它說話。我雙手抱頭，前後搖擺身體。「求求你，求求你，拜託。我的天，我的天啊。拜託找醫生來。拜託找醫生來。求求你，求求你，拜託。」

護士離開了。廁所傳來沖馬桶的聲音。我盯著天花板看，彷彿在祈禱似的。

影片結束。

「我們將調查新聞記者蘇珊娜・卡哈蘭的事件，目前所在的位置是紐約大學，」一名頭髮造型誇張的新聞主播說道。我上了頭條新聞。

「我上新聞了！」沒有人回答我。

「她父親最近因為謀殺老婆被逮捕，」鏡頭轉到我父親，他的雙手被銬起，一群攝影記者將現場擠得水洩不通，閃光燈四起，幾個記者手拿筆記本，準備好要動筆了。

我怎麼會那麼笨。我不應該回答同事問的問題的。他們偷偷寫下了我說的話。他們知道我在辦公室裡哭的事。他們會把這件事也寫進我的報導裡。「《紐約郵報》記者在父親謀殺老婆後現身。」

「我上新聞了！」我又按了護士的緊急呼叫鈴。我得趕快告訴他們，不准讓任何人進來。「不准讓他們來訪問我，」我對著手機尖叫，伸手拭去了額頭上的汗水。

我左邊的患者發出了咯咯的笑聲。那個南美洲女子講的不知道是西班牙文還是葡萄牙文，整天和她的訪客聊個不停。現在她也在笑我了。也許她一直都在笑我。我聽到她用她的美甲按了手機，又開始用她的語言聊起來了，不知道是哪一國話，但是，現在我聽得懂了。

「喂，我隔壁病床的的女生就是《紐約郵報》那個。」

「我會先用我的手機把她錄下來，然後把所有消息傳給你。你可以把它交給《郵報》，就說是某人在醫院提供的獨家消息。」說完她又笑了。

「相信我，這個女孩瘋了，我敢保證，這則新聞一定很有價值。我們絕對可以靠提供內幕消息大撈一筆。哇——哈哈。趕快打電話給各地方電台，我會把所有真相告訴他們，只要確定我們有拿到錢就是了。哇——哈哈。」

啪嘶。

那是什麼鬼聲音。

啪嘶。

我又聽到了。

我把頭轉到左邊，那個南美洲婦人暫時放下傳簡訊的事了，她把布簾稍微拉開，露出她的臉來。

「這邊的護士都很糟糕，」她輕聲的說。

「什麼？」我問她，不確定我有沒有聽錯，或是她到底有沒有說話。

「噓，不要讓他們聽到了，」她說道，手指著攝影機。「這邊的護士不太對勁，一個都不能信。」

的確，沒錯，陌生的西班牙女士，是這樣沒錯。但是為什麼妳這個間諜會告訴我這些呢？她又回到布簾後了，留下我一個人。

我必須離開這，現在就得離開。我再度拉扯黏在我頭上的線路，一撮撮的頭髮跟著落了下來，我把它們扔到地上，立刻衝出門外。我成功了。我的心臟跳得好猛烈，不斷撞擊著胸口。警衛沒注意到我。我飛快的朝紅色的「出口」號誌跑去。有一名護士追上我了。想，快動腦想，蘇珊娜。我很快的轉身跑進走廊，就像在賽跑一樣，我衝呀衝的，直到撞進另一名護士的懷裡。

「讓我回家！讓我走！」

她抓著我的肩膀，我用腳踢她，我尖叫，還差一點就咬到她了。讓——我——走。地板是冰冷的。一名身穿紫色衣服的女子抓住了我的腳，另一名護士按著我的手。「拜託，拜託，」我試著用緊咬的牙關說話。「求求你，讓我走。」

一片漆黑。

Interval History

Interval History:

Patient became very agitated last evening. She ripped off her electrodes, and ran past 1:1 up and down hallways. This occurred despite receiving Seroquel. She was then given Ativan for agitation, and placed temporarily in a chest posey for safety by on call resident. She also received 25 mg Lopressor yesterday early evening for elevated BP and tachycardia. Vitals were ordered Q4h.

間隔病史紀錄

患者昨晚非常激動，扯下了電極線，還突破了一對一的看顧人員，跑到走道上。即使已經服用思瑞康（Seroquel），還是發生了這種事。住院醫師事後開了安定文（Ativan），並暫時以胸部束帶束縛，以策安全。另外，昨晚稍早曾因為高血壓和心跳過快，服用了二十五毫克的美托洛爾（Lopressor）。每四個小時做一次基本生理檢查。

19 大個兒 Big Man

兩次企圖逃跑時，代價是一對一的看顧人員；三次企圖逃跑後，護士告訴我父親，如果我還繼續逃跑、拆掉電極導線的話，就不能待在癲癇病房了。「她再持續這麼做，我們可能就得把她換到其他地方，照顧也就沒有這麼周到了。我敢向你保證，她一定不會喜歡那樣的地方。」我爸爸很明白她的意思：如果我的行為再脫序，就會被送到精神病院。他下定決心，不管發生什麼事，他都會守在我身邊。自從他和我媽媽離婚後，我們就沒有太多相處的時間，他現在想要彌補缺失。一方面是因為他剛離開銀行的工作，所以時間上比較自由，也比較有彈性，另一方面，他也想要讓這邊的醫護人員知道，是有人護著我的。我的保姆西碧管他叫「大個子」。雖然他的身高體重就一般而已，但是他知道大部分的人看到他時，都有點畏懼。如

```
She'll need to leave the floor for the
study.  Continue 1:1.  Transfer to psych
if psych team feels this is warranted.
Psychosis management per psychiatry,
appreciate input.
```

繼續安排一對一看顧人員。如果醫療小組覺得有必要，可轉到精神病院。依精神病學的精神病管理。歡迎提供意見。

果這樣對我有幫助，他打算就隨他們想吧。因為我依舊深信他殺了吉賽兒，不讓他進病房，他只好在走道上守著，拿本書消磨時間。

這段期間，羅索醫生將每日病程紀錄上的主訴從「癲癇」改成了「精神病，伴隨癲癇發作」，最後變成了「精神病」。以現在的情形看來，癲癇後精神病的機率確實變小了，因為自從住院以後，我就再沒有癲癇發作過。在沒有癲癇發作的情形下，精神病的症狀還會持續不退，甚至變得更嚴重，顯然不是癲癇後精神病會有的發展。醫生也做了甲狀腺機能亢進的篩檢，這種疾病也可能引起精神病，但檢查結果還是正常。再者，我的精神狀況也讓許多檢查都沒有辦法順利進行。

不過，羅索醫生在病程紀錄上加了一句話：「如果醫療小組覺得有必要，可轉到精神病院。」和阿爾斯蘭醫生一樣，她也沒有把這個意見告訴我的父母。

雖然大家避著不談這些事，但是很明顯的，癲癇病房已經逐漸沒有我的容身之處了。就像護士告訴我父親的，我已經沒有癲癇的情形了，而且又是非常難搞的病人。我父親發現，有人陪我的時候，他們對我的態度比較友善，照顧也比較周到，於是他開始照他所說的，每天一早就來報到。我沒有辦法自己打這一場仗。

我媽媽也會在她的午休時間、五點過後，或是任何她可以離開工作的時候來看我。她記了好幾張紙的問題，有機會就向醫生、護士請教，即使有許多問題還找不到答案，她仍舊不氣餒。她做了非常詳盡的筆記，把醫生的名字、家裡的電話、回去得再查詢的醫學名詞等都寫了下來。我爸媽很少交談，但是他們有一本共同日誌，所以就算有一方不在，另一方還是可以清楚知道我的狀況。他們離婚已經八年了，但是要他們待在同一個房間裡還是不容易，有了這本日誌，他們就可以並肩作戰，陪我打這一仗。

史提芬也在穩定我的情緒上扮演了關鍵角色。他們告訴我，有史提芬在時，我明顯比較不緊繃。他總是帶著一只皮箱，裡頭裝滿了《Lost檔案》（*Lost*）影集和一些大自然的紀錄片來陪我看。在我住院的第二個晚上，我緊握著他的手，對他說：「我知道這對你來說太難以承受了，就算你轉身離去、不再出現，我也會理解的。」史提芬後來告訴我，就是那個時候，他做了決定，這個決定和我爸媽的決定一樣：只要我還待在醫院，他就會在醫院陪我。沒有人知道我會不會好起來、能不能度過這個難關，但是對他來說，未來不重要，他唯一在乎的是只要我需要他，他就會陪在我身邊，不會有任何一天缺席。他也確實這麼做了。

第四天，我的醫療小組又加入了第六位、第七位、第八位和第九位醫生。其中包括一名感染疾病專家，他讓我爸爸聯想到自己曾經在第二次世界大戰的諾曼第登陸行動建功，獲得紫心勳章的舅舅吉米；還有一位年紀較大、滿頭白髮的風濕病專家；一位說話很溫柔的自體免疫專家；以及內科醫師傑佛瑞・佛萊德曼（Jeffrey Friedman），他的年紀大約五十出頭，總是神采奕奕，雖然狀況棘手，但是他一直展現出天生的樂觀。

他們找佛萊德曼醫生來看我的高血壓問題。我的年紀和她的女兒相當，因此他立刻對我的情況感同身受。他走進病房時，蓬頭垢面的我表情困惑且坐立不安，史提芬坐在我的身邊，極力安撫我卻不見效果。我看來既呆滯又瘋癲。

佛萊德曼醫生想要了解我的基本健康資料，但是我的心思全給那些「監視」我的人占據了，連好好說話的能力都沒有，於是他決定先幫我量血壓。這一量，把他嚇到了，我的血壓分別是一百八十和一百。血壓這麼高是可以造成腦出血、中風，甚至死亡的。他心裡這麼思忖著，如果這女孩是部電腦的話，我們恐怕得重新開機才行，他立刻開了兩種降血壓的藥給我。

步出病房時，他猜出坐在門外看書的人是我爸爸。他們聊了生病前的我是什麼樣子，我父親告訴他我很活躍、功課又好、朋友很多，是個玩的時候認真、工作時也認真的人，一個和佛萊德曼醫生剛才看到的那個失控的病人，完全相反的女孩。雖然如此，他還是看著我父親的雙眼，說道：「樂觀一點。可能會需要一點時間，但是她一定會愈來愈好的。」他抱了抱我父親，那一刻我父親崩潰了，短暫卸下心防。

20 直線的斜率

The Slope of the Line

出現這些怪異症狀的幾個星期以來，我爸爸陪我的時間比以前多了許多。他決定要竭盡所能的給我支持，但是，這麼做讓他付出了極大的代價；他與原本的生活圈，包括吉賽兒，脫節了。除了和我媽媽一起寫一本日誌，自從我在他的公寓發作那天起，他還開始寫日記，希望利用這個方式整理我生病的過程之外，也藉此幫助他自己度過這段痛苦的日子。在我第二次企圖脫逃後，他在日記中寫了一篇令人心碎的禱告，祈求上帝讓他來代替我受苦。

他還記得，一個特別濕冷的春天早晨，他和吉賽兒開車到醫院，一路上，兩人都沒有說話。他知道吉賽兒非常樂意分擔他的痛苦，但是即使如此，他還是選擇他慣有的方式，築起高牆，把自己關在裡面。

到了醫院，他和吉賽兒吻別後，就隻身擠進了擁擠的電梯。那真是一趟難熬的旅程，電梯裡有幾個稚氣未脫的新科爸爸，電梯一抵達產科，就奮不顧身的衝了出去。對他們來說，真正的人生才要展開。下一站是心臟科，大家的神情都很凝重。最後，是十二樓：癲癇病房。他到站了。

部分樓層在整修，他的目光和一名中年工人對上，那名工人尷尬得立刻轉移視線。來到十二樓不會有什麼好事，這是眾所皆知的。待在等候室這三天，他聽了許多周圍病人的故事。其中有一個特別教人難過，那是一名摔下電梯井，大腦嚴重受傷的年輕人。沒有人對於他的康復抱持任何希望，但是他年邁的父母每天都會來看他。我爸爸很快的做了個簡短的禱告，祈求上帝讓我的命運和那位年輕人不一樣，然後深深的吸了一口氣，準備去看看我那天早晨的狀況。我剛換到一間單人房，這個做法似乎是正確的。走到我的病房時，有一個病人向他招手。

「那是你的女兒嗎？」那名婦人指著我的房間問道。

「是的。」

「我看不下去他們對她的態度，」她悄悄的說。「我不能說，因為這裡有監視器。」

我父親覺得那婦人有點怪怪的，這樣的互動讓他覺得頗為尷尬，以致於滿臉通紅。但是他對那名婦人的話無法釋懷，特別是我之前的瘋言瘋語和她給的小道消息是吻合的。我父親知道這兒是世界一流的癲癇中心，這些恐懼很可能只是自找的，但他還是不禁擔心他不在的時候，大家怎麼待我。

「這個給你，」她說道，然後遞了一張破破爛爛的紙給我爸，上頭寫著沒人看得懂的數字，「打電話給我，我再跟你解釋。」

我爸很有禮貌的把那張紙放進了口袋，很清楚沒有打電話給她的必要。推開我的房門時，他不小心撞到了門後的看顧人員，他坐在頂著門的椅子上。

這間病房出奇的靜，從一排窗戶看出去，可以看到東河（East River）和羅斯福路（FDR Drive），還有河面上順水緩緩而下的船隻。我父親對這個新安排非常滿意。他認為原本那間嚴密監控病房裡的攝影機、護理站，還有另外那三個病人的各種活動，都使得我的焦慮情況加劇。

我終於醒了，給了映入眼簾的他一個微笑。這是自從在他家過夜那一晚，也就是住院前那晚以來，我第一次熱情的和他打招呼。受到我態度轉變的鼓舞，他提議我們在這個樓層走走。

雖然我一口就答應了，但是要付諸行動卻不容易。我像個老人似的操控我僵硬的身體，好不容易才坐到床緣，雙腳在床邊晃呀晃。我爸爸幫我穿上了一雙草綠色的止滑襪，然後把我從床上扶了起來。這時他才發現，我的頭上沒有電極線，我上回想逃走時把它們拆了，護理人員還沒有幫我裝回去。

走路對我已經不是件簡單的事了。我爸爸腳程很快（小時候，我和詹姆斯和他一起穿梭擁擠的街頭時，總是在後頭追著他），但他現在小心翼翼的站在我身邊，陪我踏出艱辛而笨拙的每一步，彷彿我是個剛學會走路的孩子一樣。看到我的動作那麼遲緩，他剛才見到我時的喜悅頓時消失得無影無蹤。回到病房後，他送了我一句格言，好讓我把焦點放在鑲著烏雲的那一線銀邊。[21]

「這條直線的斜率是什麼？」

我靜靜的看著他。

「是正的，」他勉強自己以樂觀的語氣說道，一邊把手臂斜斜朝上指。「正的是什麼意思呢？」

我依舊呆呆的看著他。

「正的代表我們每天都有進步。」

我的生理情形每況愈下，但是精神病發作的情形已經緩和下來，醫生也終於可以幫我安排進一步的檢查。不管我的身體出了什麼狀況，病情似乎是隨時隨地在改變，時好時壞。醫院的人員決定打鐵趁熱，把握這個病情似乎有起色的階段進行脊椎穿刺。我們的大腦和脊髓都是浸潤在透明澄清、有點像是食鹽水的腦脊液中，脊椎穿刺的目的，就是要取出些腦脊液加以觀察。穿刺的過程中，患者必須保持靜止不動，突然移動身體可能導致癱瘓、死亡等不堪設想的後果，所以照我之前的狀況是不能做的。

我爸爸知道脊椎穿刺是必要的檢查，但是過程中牽扯到的風險讓他和我媽媽非常擔心。詹姆斯小的時候有過一次嚴重發燒的經驗，為了要排除腦膜炎的可能性，醫生幫他做了脊椎穿刺。他那淒厲的叫聲讓我爸媽永遠忘不了。

隔天是三月二十七日，也是我住院的第五天，我第二次讓我爸爸進我的房間。大部分的時候，我都只是兩眼空洞的凝視前方，沒有任何表情，原本的精神發作已經完全轉成了消沉。但是在短暫而看似清醒的時候（就像那段時間的任何時候一樣，我的記憶依舊是模糊，或完全空白的），我偶爾還是會發出殷切的求助。我爸爸覺得有個原始部分的我在向他求救，我一次又一次的對他說：「我會死在這裡，這個地方在扼殺我，求你帶我離開這。」這樣的乞求讓我的父親心如刀割。他多麼渴望把我帶離這個使人靈魂乾涸的地方，但是他也明白，除了留下，我們別無選擇。

媽媽早上來看了我後便又回到市區上班，雖然不在我身邊，卻掛念著我，不時向父親詢問關於脊椎穿刺檢查的最新狀況。她不想讓同事看見她的苦境，只好用大量的工作

21〔編註〕silver lining，出自諺語「Every cloud has a silver lining.」，這句諺語意指「即使有些日子很不幸，但終究會有好事出現」。

來轉移自己的焦點，但她的心思卻圍繞著我，根本無法專心度過那個上班的日子。她一再的告訴自己，不要因為照顧我的人是我父親、不是她，而有罪惡感。

終於，一名年輕的男護理員過來帶我去做脊椎穿刺，他冷靜的把我從床上移到了輪椅上，並示意要我父親跟著他走。進入擁擠的電梯後，他試著要聊幾句話。

「你們兩人是什麼關係？」他問道。

「我是她的父親。」

「她有癲癇？」

這讓我爸有點不高興，「沒有。」

「噢，我只是隨口問問，因為我自己是癲癇症患者……」那名護理員說道，一臉歉意的結束了這個話題。

他推著我出電梯，穿過偌大的入口處後，進到另一個電梯，最後，我們來到一個排隊等候被宰割的地方。那裡已經停了五張輪床，每張床上都有一個病人，一旁也都有陪伴的護理員。我爸用他的身體擋住我的視線，不讓我看清楚周圍的那些病人。她和他們不一樣，他不斷的告訴自己。終於，一名護士叫我進去。他知道我只不過去做個脊椎穿刺而已，但就是沒有辦法不去想會不會發生什麼意外。那就是這樣的地方。

21 死神放長假
Death with Interruptions

我住院將近一個星期了，但時間在醫院裡彷彿是不存在的一樣。史提芬說那地方有點像大西洋城，只是吃角子老虎機器被嗶嗶叫的血壓機取代，傷心難過的賭徒換成了傷心難過的病人。就像賭場一樣，這裡沒有時鐘，也沒有月曆。那是個靜止的地方；唯一打斷它的靜止的，只有無止盡工作的醫生和護士們。就我的家人觀察發現，我愈來愈喜歡其中兩名護士：愛德華（Edward）和亞德琳（Adeline）。愛德華身材魁梧，但是笑容溫暖。他是這個樓層唯一的男護士，所以經常被誤以為是醫生，但是個性開朗的他不以為意；他老是愛開洋基隊，還有他最喜歡的報紙《紐約郵報》的玩笑。亞德琳則是個講求效率、心直口快的中年菲律賓女士，有她在，大家都多了點紀律。她很明顯有一種讓我冷靜下來的能力。

現在，我的家人發展出一套規律。因為我已經習慣爸爸在我身邊了，所以早上他會過來餵我吃早餐，通常是優格、卡布奇諾咖啡，然後我們會玩牌，只不過我經常搞不懂那些遊戲規則。接著，他會唸書或雜誌給我聽，或是靜靜的坐在我旁邊看詹姆斯．喬伊斯（James Joyce）寫的《一個青年藝術家的畫像》（*Portrait of the Artist as a Young Man*）。他每天都會帶些自己做的美食來，像是我最喜歡的甜點草莓派。只是我仍舊沒有什麼胃口，所以食物通常都是進了史提芬的肚子。我父親的媽媽是個愛爾蘭護士，他小時候就常看她在急診室沒有排班的空檔做吃的。就像他的母親一樣，煮東西是我父親紓解壓力的方式。這麼做，除了幫助我度過那段住院的日子，也讓我父親在一片陰霾中，有個可以轉移注意力的事情。

我媽媽則是在她的午休時間和工作結束後來看我，而且一定帶著她那份重要的問題清單。她經常坐在窗前，盯著東河上那些在百事可樂招牌前駛過的船隻，眼睛看得出神，但是雙手卻緊緊擰握，那是她緊張時的習慣。我們會一起看洋基隊的比賽，她會跟我報告我們喜愛的球員的現況。但是大多時候，她只是坐在我身邊，確保我沒有不舒服的地方，最重要的，是確定那些最好的醫生有定期來看我。

史提芬大概在晚上七點過來，一直待到半夜左右，等我睡著為止。雖然遠超過可以會客的時間，但是護理人員沒有特別介意，因為史提芬可以讓我保持冷靜，我也就不會想要逃出去了。我和史提芬每晚都會看二十四分鐘的萊恩．亞當斯（Ryan Adams）在《奧斯汀極限》（*Austin City Limits*）的表演。那張ＤＶＤ會自動重播，史提芬要回家時不會關掉它。〈行前一吻〉(A Kiss Before I Go)、〈重重跌落〉(A Hard Way to Fall)等另類鄉村歌曲，就像悠揚的安眠曲一樣，一次又一次的播放，直到我睡去。這時，夜班護士會過來把電視關掉。史提芬懷抱著一個希望，希望那些音樂會喚醒原來的我。

但是，每次看這些影片時，我都像是第一次看一樣。有可能是處理新記憶的海馬迴出了錯，導致我的短暫記憶被刪除了。我們的海馬迴會將形成某個記憶的神經細胞迴路短暫「儲存」，接著，再將它們轉交給大腦負責保存長期記憶的部位：枕葉的視覺皮質負責視覺記憶，顳葉的聽覺皮質負責聽覺記憶等等。

想要知道海馬迴對大腦迴路的重要性，看看除去海馬迴後，會造成什麼影響就明白了。最有名的一個案例發生在一九三三年，七歲大的亨利・哥斯托夫・莫雷森(Henry Gustav Molaison)[22]在康乃迪克州哈特佛(Hartford)附近被一輛腳踏車撞到，導致腦部嚴重受損。在這次致命意外後，亨利就經常發生癲癇，而且情況一次比一次劇烈。二十年過後，就在他二十七歲時，醫生決定移除他大腦裡看似會引起癲癇的一小部分組織，也就是海馬迴。手術復原後，亨利果然不再有癲癇發作的情形，但也同時失去了產生記憶的能力。在手術之前的記憶都還原封不動，但是手術後發生的事，他就什麼都記不住了。

22〔原註〕為了顧及他的隱私，醫界過去一直以H. M.稱呼他。

所有的新訊息都只能停留二十秒左右，之後便消失了。他一直誤以為自己還是個二十多歲的年輕人，也就是他動手術時的年紀。

亨利獨特又驚人的狀況，讓他成為醫學研究史上相當著名的案例，研究人員從他身上證實了近事失憶症（anterograde amnesia）的存在，患者特徵即是無法產生新記憶（電影《記憶拼圖》〔*Memento*〕的主角遇到的，就是和亨利一樣的情形）。我們也因為他的病例得知，記憶有兩種模式：一種是陳述性記憶（〔declarative〕記得地方、名字、物品和事件），另一種是程序性記憶（〔procedural〕像是繫鞋帶、騎腳踏車）。亨利雖然沒有辦法建立新的陳述性記憶，但仍舊保有程序性記憶，也就是可以經由練習而不自覺增強的能力。[23]

將年代拉近一點，一位名叫克萊夫・韋爾林（Clive Wearing）的樂團指揮家，則是因為感染了單純性皰疹腦炎（herpes simplex encephalitis），破壞了大腦的海馬迴。就像亨利一樣，韋爾林也沒有辦法留住新的陳述性記憶，對他來說，這個世界永遠像新的一樣。他不認得自己的孩子，每次見到他結婚多年的妻子，都像是初次墜入愛河的戀人一樣。他的妻子黛柏拉（Deborah）後來把他的故事寫成《永遠的今天》（*Forever Today*）這本書。她在裡頭寫到：「克萊夫總以為自己剛從昏迷中醒過來，因為他從不記得曾經醒過。」韋爾林自己也寫了不少，但是內容無關他的見解或幽默，而是像這樣的東西：

~~上午八點三十一分：我現在完全清醒了。~~

~~上午九點零六分：我現在再清醒不過了。~~

上午九點三十四分：現在我超級清醒的。

黛柏拉引用了她先生的話：「我從沒聽過任何聲音、看過任何東西、摸過任何物品、聞過任何氣味。就像是死了一般。」

很慶幸的，我的病情沒有上述兩人這麼嚴重，但是許多大腦的關鍵功能確實逐步消失。我還是會為一些小事情感到開心：我期待我緩慢而顛簸的小散步，這麼一來我就不會因為長期臥床，而需要打針來防止血栓了。除此之外，還有兩件我很執著的事，蘋果和乾淨。每當有人問我想要吃什麼時，我的答案一定是「蘋果」。不知道為什麼，我一直想吃蘋果，於是，來看我的人帶來了各式各樣的蘋果，有紅的、綠的、甜的、酸的，我也都欣然的把它們吃掉了。我也不懂自己為什麼會有這樣的念頭；或是許是受到「一天一蘋果，醫生遠離我」這句話的影響吧。也可能是來自更深層的需求：蘋果所含的類黃酮具有抗發炎和抗氧化的效果。難道是我的身體和我的大腦之間有溝通，而醫生們卻不

23〔編註〕長期研究亨利・莫雷森的科學家蘇珊・科金（Suzanne Corkin）將他的故事寫成了《永遠的現在式：失憶患者H.M.給人類記憶科學的贈禮》（*Permanent Present Tense: The Unforgettable Life of the Amnesic Patient H.M.*），這本書在台灣由夏日出版社翻譯出版。

知道？

我還堅持衣服要每天換洗。我媽媽認為那是因為潛意識裡的我亟欲除掉這個病，不管它究竟是什麼病。我的頭髮因為一直有腦波儀導線黏在上頭，所以總是糾成一團，但是我會要求醫護人員幫我洗澡。兩名來自牙買加的護士助理會用熱毛巾擦拭我的身體，幫我穿上衣服，並逗弄我，叫我是她們的「寶貝」。在她們照護下，我顯得挺放鬆的。看著她們清潔我的身體時，我感到心滿意足。我父親不禁懷疑，會不會是她們說話的腔調讓我回到童年時期，當時的西碧一直把我當成自己的孩子照顧。

第一個星期六，我父母終於答應讓另一名訪客來看我。這名訪客是我的表妹漢娜（Hannah）。進到病房時，她立刻被眼前的景象嚇呆了，但她還是若無其事的在我身旁坐了下來，彷彿她本來就打算這麼做一樣。在場的還有我媽媽和史提芬，漢娜一下子就融入大家了，她安靜、不亂說話，而且帶來支持。

「蘇珊娜，這些是妳的生日禮物，一直沒有機會拿給妳，」她開朗的說，並拿給我一個包裝好的禮物。我兩眼無神的看著她，表情僵硬的對她笑了笑。我和漢娜原本計劃在二月幫我慶生的，但是因為我得了「接吻病」取消了。

「謝謝，」我說道。漢娜神情緊張的看著我用半蜷的手抓著禮物。我竟然連拆開禮物都沒辦法了。我不協調的動作和笨拙的說話方式，讓漢娜聯想到帕金森氏症的病人。

她輕輕的從我手上拿回禮物，幫我把它打開。

「是《死神放長假》（*Death with Interruptions*）」，她說道。「我和我媽媽記得妳喜歡《所有的名字》（*All the Names*），所以想說你也會喜歡荷西・薩拉瑪戈（José Saramago）的另一本書。」大學時期，我曾經讀了《所有的名字》，並且花了好幾個晚上的時間和漢娜的媽媽談論那本書。但是現在，我卻無助的看著作者的名字，回她：「沒聽過。」漢娜很貼心的表示認同，然後就轉開了話題。

「她累了，」我媽媽很抱歉的說，「所以注意力沒辦法集中。」

腦波監測影像，三月三十日，上午六點五十分，長度六分鐘

影片的開頭是一張空的床。我媽媽坐在床邊，幽幽凝視著窗外。她身上穿著麥絲瑪拉（Max Mara）的套裝，準備待會兒去上班。床頭有花和雜誌，電視機小聲的播放著《大家都愛雷蒙》（*Everybody Loves Raymond*）。

我進了螢幕，爬上床。我沒有戴帽子，一撮導線從我的亂髮中露了出來，披在我的背上，看上去像是長了鬃毛一樣。我把被子拉到蓋住脖子。我媽媽揉了揉我的大腿，幫我蓋上毯子。我掀開毯子，坐了起來，然後不停的摸著頭上的導線。

影片結束。

22 美得出奇 A Beautiful Mess

第二個星期才開始，我就出現了令人擔心的新症狀。我媽媽上午來時，發現我說話更加含糊不清了，彷彿舌頭腫了五倍大一樣。比起幻覺、妄想或逃跑，這件事更教我媽媽害怕：因為這是具體而可測量的症狀，而且持續在惡化。只要一開口講話，我的舌頭就會打結；我不停流口水，累了時，還會像隻狗似的吐出舌頭。我說的話含混不清；喝東西時會嗆到，所以只能用學習杯小口小口的喝東西；我不再使用完整的句子，說話也從原本雜亂難解的語句變成了單音節的字，有時甚至只會發出咕噥聲。「妳可以跟著我說ㄎㄚ、ㄎㄚ、ㄎㄚ嗎？」羅索醫生問道。

但是我發出的ㄎ太輕了，所以聽起來不像ㄎㄚ，反而比較像是「ㄉㄚ、ㄉㄚ、ㄉㄚ」。

「妳可以像我這樣把臉頰鼓起來嗎？」說完，她閉起嘴巴，把腮幫子鼓得高高的。

我嘟起嘴巴，想要模仿她，但就是沒有辦法讓臉頰裡充滿氣體，只有空氣從鼻子呼出來而已。

「可以把妳的舌頭盡量伸出來嗎？」

我伸得出的長度大概只有一般人的一半，還因為用力而顫抖。稍晚，阿爾斯蘭醫生也確認了羅索醫生的新發現，把我的說話障礙寫在他的病程報告上。不但這樣，有別於上個星期在薩米特那種舔嘴唇的動作，現在我則會不斷做出咀嚼的動作。另外，我也會做出些詭異的表情。我的手一直僵直的往前伸，好像要拿東西似的，但是前面明明沒有東西。這些行為，再加上高血壓還有心跳加速，讓醫療小組的人懷疑，問題可能出在腦幹或是大腦邊緣系統（limbic system）。

腦幹的位置在脊髓上方，大腦下方，是腦部極為重要的部位，它掌管了各種攸關生死的功能。在腦幹有大小如大拇指般的部位叫延腦，它負責調節我們的血壓、心跳和呼吸。它的旁邊還有一個突起的部位叫橋腦，可以控制我們的臉部表情，所以根據種種跡象推測，我的症狀有可能就是這些部位出問題造成的。

但是我們沒辦法這樣就確定，因為還有許多大腦部位也和這些基本功能有關。罪魁禍首還可能是位在前額葉和顳葉間的島葉皮質（insular cortex），它負責我們的情緒管理和身體內部環境的維持；邊緣系統，例如杏仁核和扣帶腦迴（cingulate gyrus）也可能是問題所在，因為它們都和控制呼吸有關。

回到之前提的耶誕燈飾比喻，一個區域的燈壞了，相連的部分也可能受到影響，但是要揪出究竟是大腦的哪個區域壞了，才導致這些基本功能和行為異常，並不是件容易的事。所有發生在腦部的事情都很複雜，或者，就像威廉・阿爾曼（William F. Allman）在《奇蹟的學徒：窺探神經網絡的革命》（*Apprentices of Wonder: Inside the Neural Network Revolution*）裡寫的：「我們的大腦是像個怪物，但美得出奇。」

西格醫生（我媽媽最欣賞的「巴格西」）在阿爾斯蘭醫生離開不久後，帶來了新消息。「我們有些發現了，」他快速的說。

「發現什麼了嗎？」我媽媽問道。

「她的脊髓穿刺結果顯示白血球的數量稍微比較高，這種狀況通常代表有感染或發炎，」他說。我的腦脊液中，每一微升裡有二十個白血球；正常狀況下，應該是零到五個。這讓醫生有了研究的方向，但是造成這種情形的原因眾多，甚至連脊椎穿刺本身也可能是原因。不管怎麼樣，它意味著某個環節出了問題。

「我們還不知道它代表什麼意義，」西格醫生說道。「還得做許多測試，但是我們會找出問題的，我向你們保證。」

幾個星期來，我媽媽頭一次笑了。我的問題是生理上的，不是心理上的，這讓她有一種說不上來的解脫。她非常需要有個可以使力的方向，雖然這個白血球的線索還不明朗，但總是個線索。她回家後，花了一整個晚上上網搜尋，希望明白這個消息背後的意義。但是得知它背後的可能性後，反而更教人害怕：腦膜炎、腦癌、中風、多發性硬化等，都可能是原因。她沒完沒了的搜尋工作被一通電話打斷了，電話另一頭的我聽起來像個發展遲緩的孩子。

「我尿褲子了。」

「怎麼了？」

「我尿褲子了，他們一直對我大叫。」

「誰對妳大叫？」她可以聽到話筒隱約傳來嘈雜聲。

「那些護士。我尿褲子了。我不是故意的。」

「蘇珊娜，他們沒有生氣。我敢保證，他們只是需要清理，他們知道妳不是故意的。」

「他們一直對我大叫。」

「這沒什麼大不了的，難免會發生這種事。他們不應該大叫，妳是不小心的。」她沒有辦法判斷哪些是事實，哪些又是我的大腦加油添醋的結果，艾倫也認為後者的機會比較高；但不管事實如何，之後沒有人再提起這件事。

因為我對工作上的事還是有妄想症，而且似乎對生病的事頗為羞愧，因此我父母幾乎沒有告訴任何人我住院了，就連我弟弟也不知道。但是三月三十一日，星期二那天，就在我的住院時間邁入第二個星期時，我父母讓第一個不是家族裡的人來看我。凱蒂（Katie）跟我是在大學認識的，我們兩個都喜歡鄉村歌手洛麗泰．林恩（Loretta Lynn）、靈魂音樂、復古的衣服和濃烈的聖路易雞尾酒。凱蒂是個充滿活力的傻大姐，也是做壞事時的最佳搭擋。由於不知道要帶什麼給我，所以她就買了一隻老鼠的絨毛玩具（這就是凱蒂的作風，不是泰迪熊玩偶，而是老鼠）、幫派饒舌歌的影片，還有一部有字幕的法語影片，她還不知道我已經失去閱讀能力了。

凱蒂在皇后區當老師，對於有嚴重社會問題或學習障礙的學生，有很豐富的指導經驗，但是在醫院看到的情形和她想像的完全不一樣。這個新的我光看起來就很不一樣：體形消瘦、臉色蒼白、雙頰凹陷，大腿瘦得像竹竿一樣，而且目光呆滯。為了打破沉默，凱蒂聊起我們大學同學的八卦，她知道自己今天來的目的，是要讓我暫時拋開周圍這些嚴肅的議題。只是，要和我維持交談並不容易，即使是很簡單的問題，我的反應也總是慢了好幾拍，更別提我還有語言障礙。我是不喜歡冷場的人，以往遇到這種狀況，我通常是那個開口說話的人。但是這個新的我，卻連最簡單的話都說不好。大部分的時候，凱蒂都聽不懂我在說什麼。

「我們出去走走吧，」凱蒂建議，還不忘開玩笑的說，「不要忘了妳的朵拉探險背包。」[24]隔了許久，我才明白凱蒂說的，是我那個裝腦波儀導線的粉紅色袋子，但最終還是笑了。我們緩慢的來到外頭的等候區，坐在兩張面對窗外的椅子上。凱蒂注意到我的黑色緊身褲已經鬆垮到不行了。

「妳好瘦，蘇珊娜！」

我看了一下自己的腿，像是發現了新的身體部位一樣，笑著說：「這——是——我的——緊身褲！這——是——我的——緊身褲！這——是——我的——緊身褲！這——是——我的——緊身褲！」然後站起來，動作遲鈍的跳起踢踏舞。我的動作非常滑稽，但至少是在跳舞，凱蒂認為那是個好跡象。

在凱蒂之後，來看我的是我的同事安琪拉和茱莉。我和安琪拉上次見面是我在萬豪飯店哭得唏哩嘩啦的那個晚上。之後，我曾在半夜打過幾次電話給她，但是除了對著電話重重的呼氣，什麼也講不出來。在茱莉告訴我我有躁鬱症之後，我們只講過一次話，是她打來醫院的，我勉強的擠出了一句：「我早餐吃了派。」

知道她們今天要來後，我要求她們幫我帶一樣東西：起司漢堡。當她們提著漢堡和

24〔譯註〕電視動畫節目《愛探險的Dora》的主角朵拉出發探險時，總是背著一個會說話的背包。

薯條搭電梯上樓時，完全沒有想到接下來會發生什麼事。

走進我的病房時，我的表妹漢娜正在床邊陪我。我很開心見到她們，臉上露出了僵硬但是大大的微笑，她們則試著掩飾眼前的我帶給她們的震撼。我頭戴一頂白色棉帽，上面有五彩繽紛的導線。安琪拉把起司漢堡拿給我，但是我一口也沒吃，就把它放在床邊櫃，最後是史提芬晚上來看我時把它吃了。向來大方的茱莉一把跳到我的床上，坐在我身邊。她從她的包包裡拿出手機，一直滑到找到她要找的照片。

「想不想看一張照片？」說完，四個女孩全圍著她的手機。「是我的大便！」

除了我之外，其他人都大吃了一驚。

「泰迪（Teddy）出生時，他們說我如果沒有大便就不能出院，我乾脆把它拍下來了。」茱莉大約一個月前生了小孩。安琪拉和漢娜笑到不行，我把電話搶了過來看個仔細，幾秒鐘後，我也開始大笑，笑到眼淚都流出來了。她們三個先是面面相覷，接著再次狂笑。有人來看我時，我顯得比較開心。就像史提芬觀察到的，有訪客的時候，我比較清醒振作。但是在他們離開後，我會元氣大傷，甚至有幾個小時都無法與人溝通交流，彷彿為了要表現出方才的正常模樣，把力氣都耗盡了。

安琪拉這不折不扣的記者立刻提出問題：「蘇珊娜，這是怎麼回事？」

「我……不……記得，」我語焉不詳的回答。過了一會兒，我打斷了大家正在談論的另一個話題：「大家是怎麼說我的呢？」

「不要擔心，沒有人說什麼，大家都只是關心妳而已，」安琪拉回應。

「不，告訴我。我想要聽實話。」

「沒說什麼不好的，蘇珊娜，我向妳保證。」

「我知道《高客》（*Gawker*）[25]上有人說我的壞話，」我很堅持。

茱莉和安琪拉對看了一下。「什麼意思？」

「《高客》的人，他們在說我的壞話。我的名字在他們的頭條新聞上，」我說道，從床上坐了起來，一臉正經。「我是不是應該打電話給他們？」

安琪拉搖搖頭。「不要，現在打恐怕不太好。要不要等妳覺得好一點的時候，再寫信給他們呢？」

大約一個小時後，安琪拉和茱莉向我道別，準備從走道另一頭的電梯離去。她們安靜的等著電梯，進了電梯後，茱莉小聲的問：「妳覺得她有可能恢復正常嗎？」

她會這樣懷疑是合理的。她們剛才拜訪的這個人已經不是她們多年的老友了。但是，我還保有原本的一部分特質。雖然我沒有辦法集中精神讀東西，但還是可以寫，所

25〔譯註〕《高客》是美國知名的新聞和八卦網站。

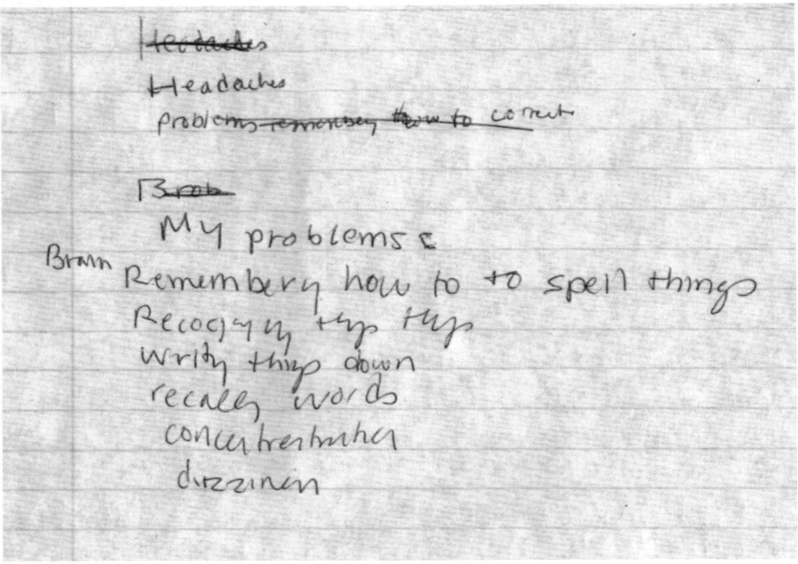

~~Headaches~~

Headaches

~~problems remembering how to~~ correct

~~Brain~~

My problems:

Brain

Remembery how to to spell things

Recogyzy thigs thigs

Writy thigs down

recally words

concentrashun

dizziness

~~頭痛~~

頭痛

~~問題 記得~~

我的問題

大腦

記得怎麼拼字

認出東西東西

把它們寫下來

想起字詞

專注

頭暈

以爸爸給了我一本筆記本，我可以記下自己的感受，或是用它和來訪的親友溝通。

除了在筆記本上細數我的難處，我還突然變得熱衷於感謝送我花的每一個人。我的病房裡有各種花：白色的水仙、黃色的鬱金香、粉紅色的玫瑰、橘色的向日葵，還有我最喜歡的粉色和白色百合。我要求我父親幫我列出清單，身體狀況好一點的時候，我就一一寫謝卡給他們。太累了，沒有辦法寫的時候，我父親也會幫忙我寫一些簡短的謝卡。但是我一直沒有機會把它們寄出去，因為我的情況不但沒有變好，反而更糟了。

23 納加醫生 Dr. Najjar

疾病管制中心和紐約州立實驗室把我的抽血檢查結果送過來了，所有的檢查項目都正常。醫生現在有一串長長的清單，上面列的，都是我沒有得的疾病。在感染疾病的部分包括：

- 萊姆症，通常是蜱蝨叮咬引起的。
- 弓蟲病，貓身上的寄生蟲引起的。
- 隱球菌：一種真菌，可以導致腦膜炎。
- 由結核菌引起的肺結核。
- 淋巴網織細胞增多症（Lymphoreticulosis），又稱貓抓熱。

自體免疫疾病的檢查方面包含了一百多種疾病，結果也都是陰性的，包括：

- 修格連氏症候群（Sjögren's syndrome），患者的淚腺和唾腺分泌會受到影響。
- 多發性硬化，包圍神經細胞的髓鞘脂質層受損。

- 紅斑性狼瘡，一種結締組織疾病。
- 硬皮病，一種皮膚疾病。

全都沒有，所有的檢查結果都沒有異常，各種磁振造影、電腦斷層掃描也都沒有發現問題。如果這些檢查的結果都正確，那我可以說是個百分之百健康的人。我的父母可以感覺到，醫生們開始擔心會不會永遠找不出病因了。如果生理上沒有可以著手的地方，那我的問題可能要比大家認為的嚴重。每個人的心裡都明白，只不過沒有人願意承認罷了。這時候，我的家人需要的，是一個無論如何都對我有信心的人。與醫生長久打交道以來，我媽媽第一次希望看到檢查報告的結果是異常的，那表示至少我們有個答案。

我媽媽開始每天期待見到祖父般慈祥的巴格西醫生；他永不吝嗇的打氣和安慰，猶如這逐漸黯淡的日子裡唯一的亮光。收到檢查報告那天下午他沒有來，我媽媽開始緊張了，不斷在走廊上徘徊，看看他來了沒。終於，她見到穿著白袍的他從另一個病房走了出來。

「噢，西格醫生，」她說道，語調隨著激昂起來。他轉身過來，但是臉上沒有笑容，一副急著要離開的樣子。「蘇珊娜還好嗎？有新的消息嗎？」

接著，他那令人熟悉的溫暖和樂觀頓時失了蹤影，淡淡說了：「我已經不負責蘇珊娜了。」便轉身要離去。

「什麼，什麼？」我媽媽的下嘴唇開始顫抖，激動得說不出話來。「那我們怎麼辦？」

「我不知道該怎麼說，但是蘇珊娜已經不是我的病人了，」他回答。

他轉身，快步離開了，撇下了孤單無助的她。我生病的過程中曾有許多次低潮，但這次是真的跌到谷底了。這名醫生，全國頂尖的醫生，看來已經棄我而去了。

我媽媽深深吸了一口氣，把衣服整理一下後就回到我的房間。她覺得自己太傻了，竟然不知道對他來說，我不過是眾多病人中的一個，一個病歷號碼而已。那天下午，羅索醫生過來時，我媽媽幾乎無法正眼看她。她現在是我們唯一的希望了，但是檢查結束時，她告訴我媽媽：「納加醫生（Dr. Najjar）和我都認為有必要再做一次脊椎穿刺。」

我的病情每況愈下，醫生覺得有必要再做一次脊椎穿刺，但是原本令人聞之色變的脊椎穿刺彷彿不是重點了，因為我媽媽聽到一個新醫生的名字。「誰是納加醫生？」

「他是個非常聰明的醫生，妳女兒的案子接下來由他接手，」羅索醫生說道。

邀請蘇海爾．納加（Souhel Najjar）加入醫療小組的，正是西格醫生。納加醫生曾經解決幾個難解的醫療案件，因此大家在遇到無法解釋的病例時，自然會想到他。於是，巴格西醫生打了一通電話，把這個最令人費解的案子轉交給他了。

「我實在搞不懂，」西格醫生在電話上跟納加醫生表示，「我需要你幫忙。」他把所有的症狀和互相抵觸的診斷都列了出來。精神科醫師懷疑我的行為起因於精神病；白血球的數量增加則指向感染疾病；所有的檢查結果都正常。納加醫生首先懷疑是某種病毒性腦炎，很有可能是皰疹病毒感染引起的。他不相信情感性思覺失調障礙的說法，反而是建議以點滴注射抗病毒藥物無環鳥苷（acyclovir）。

但是病毒檢查的結果也是陰性的。我沒有感染愛滋病毒，也沒有感染第一型或第二型單純疱疹病毒，皰疹腦炎的檢查結果也是陰性的，所以他把抗病毒藥物的注射停了。另一個可能是自體免疫反應。他曾經採用一種實驗性質的免疫療法，治癒了另一位腦部發炎的患者；療程包含類固醇、免疫球蛋白靜脈注射（IVIG，intravenous immunoglobulin）和血漿置換。

「我認為應該要立即做免疫球蛋白靜脈注射，」納加醫師看了我的病毒檢查報告完全呈陰性後，這麼說道。

24 免疫球蛋白靜脈注射 IVIG

我總共需要做五回免疫球蛋白靜脈注射，四月二日，護士開始為我進行第一次注射。透明的注射袋高掛在點滴架上，裡頭的液體一滴滴的流進我的靜脈。這些看起來並不起眼的藥袋裡，裝的是上千位捐血者提供的健康抗體，每一次的注射花費超過兩萬美元。一千條止血帶、一千位護士、一千條靜脈、一千份捐血點心，都只為了幫助一個病人。

免疫球蛋白的注射袋裡含有一種叫免疫球蛋白G（簡稱IgG）的抗體，那是人體最常見的抗體。美國食品暨藥物管理局已經核准使用它來治療器官移植、白血病、兒童愛滋病等相關疾病；但是其他未標示的用途都屬於實驗性質，因此保險公司並不給付。

我們身體的免疫系統在有外來物質，例如病毒、細菌、真菌之類的病原體入侵時，就會啟動防禦機制。首先，會啟動最基本的防禦系統，也就是先天性免疫反應（innate response），這種反應不具有專一性，目的在快速的將入侵身體的不速之客驅逐出境。萬一先天性免疫系統無法摧毀病原，就會啟動下一階段的「適應性免疫」（adaptive response），這種免疫反應具有專一性，主要是藉由製造抗體來消滅入侵者。適應性免疫反應所需的時間比先天性免疫反應長，兩者之間大約是十天到數分鐘或數小時的差別。一些我們熟悉的症狀，像是頭痛、發燒、肌肉痠痛、噁心、淋巴結腫大等，經常都是這類體內戰爭引起的。

有一種叫B細胞的白血球細胞，可以轉型為製造抗體的漿細胞（plasma cell）。正常情況下，一種抗體只能用來對付一種病原，就像灰姑娘的玻璃鞋一樣。它可以讓特定的病原失去能力，或是將病原標示為待摧毀，以阻止感染繼續擴散。但是有些時候，我們身體會產生一種自身抗體（autoantibody），它們會把自身的健康組織，例如腦部，當成假想敵，對它展開攻擊。施打免疫球蛋白的目的，是要在身體內注入新鮮健康的抗體，好中和掉那些出問題的免疫系統製造出來的自身抗體，使它們無法繼

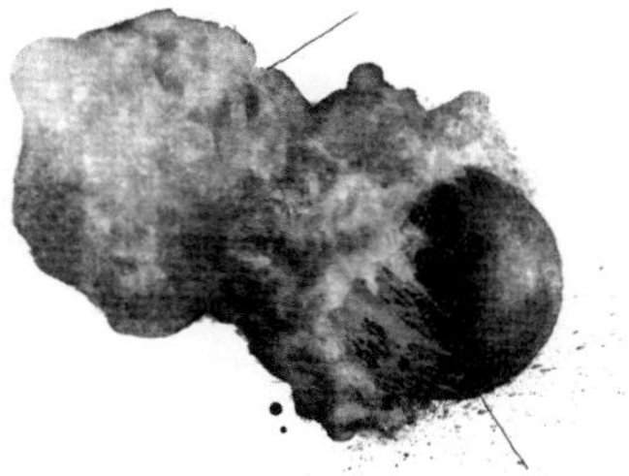

免疫細胞中的噬菌細胞（phagocyte），正在「吞噬」病原體（pathogen）。

續胡作非為。

嗶，嗶，嗶。我右邊那台龐大的機器發出嗶嗶聲，我的眼前一片黑暗。一條導管將我和一袋袋的白色液體連結起來。我戴上史提芬的耳機，閉起眼睛。我飄到好遠好遠的地方。我又變回我自己了。

「下一首歌，要獻給我今晚沒辦法到場的朋友麗亞……」

吉他低聲嗚響著，鼓棒輕敲著鼓面，樂聲逐漸響亮。地點是哈林區（Harlem）的阿波羅劇院（Apollo Theater），時間是萬聖節，我去了萊恩・亞當斯的演唱會。他在舞台上撥弄著吉他的琴絃，但是我沒有辦法定睛在舞台上。有人碰了我一下，讓我打了個顫。接著，我聽到一個聲音。

「蘇善——娜，我們要做基本生理檢查了。」

演唱會不見了，消失在幽暗的醫院病房，一名護士站在我身旁。我又回來了，回到這個沒有黑夜與白晝之分的地方。都是這個女的害的。我心中的怒火高張，然後向後舉起右手臂，直接揮擊她的胸膛。她「唉」了一聲。

隔天早上，我母親在窗旁的老位置坐了下來，這時電話響了。是詹姆斯。由於不想讓他為我擔心而影響課業，所以我父母一直沒有把我的病情告訴他。我和詹姆斯雖然相差了五歲，但是兩個人非常親。我父母很清楚，他如果知道我的狀況，一定會不顧一切的回來看我。但是今天，我媽媽把電話拿給我了。

「詹姆斯……詹姆斯……詹姆斯，」聽到我弟弟在電話裡的聲音後，我不斷喊著他的名字，「詹姆斯……詹姆斯……詹姆斯。」

另一頭的匹茲堡宿舍裡，詹姆斯試著不哭出來。我聽起來很不一樣，一點都不像他的姊姊。他很堅定的說，「我馬上就回家。妳會好起來的。」

第二天，當我在接受第二次免疫球蛋白注射的療程時，精神藥理醫師阿爾斯蘭過來巡視，他發現我說話的能力又退步了。他在病程紀錄上寫下（下圖）：

Some sleep problems overnight and increased speech latency, the latter a concern because it may be an initial catatonic sign. Seroquel less effectve for sleep last night than previously.

晚上有睡眠問題、說話遲緩，後者比較讓人擔心，
有可能是僵直症的初期徵兆。思瑞康的安眠效果已經不如從前。

這是第一次有人提到僵直症（*catatonia*），它是一種以能力缺乏、行為缺乏來定義的情況。幾個醫生們用來診斷僵直症的症狀如下：

- 蠟曲現象／倔強症（肌肉僵化，姿勢有如蠟像般僵住）[26]
- 靜止／木僵
- 拒絕吃東西或喝東西
- 興奮
- 面無表情的凝視
- 拒絕症／負性症狀
- 緘默症
- 衝動性
- 僵化
- 模仿言語（echolalia，不自覺的重複他人說的字詞或句子）
- 直接觀察

僵直症是神經細胞的訊息傳遞失敗造成的。這種「肌肉僵直」的情形又叫動作異常，主要原因，是患者無法溝通肢體知覺與肢體動作間的舒適度。換句話說，僵直症患者無法感知自己肢體的位置，因此沒有辦法適當的調整肢體動作，才會有這些奇怪而不自然的姿勢出現。它和植物人的狀態不同，因為嚴格來說，這些患者還是有動作的，即使這些肢體活動可能很怪異、看不出來，或是不恰當。

另外，某名護士前一天晚上說的一句話，也讓史提芬耿耿於懷。她是個年輕的亞洲移民，最近才開始在紐約大學附設醫院工作，幫我做檢查時，她沒多想就說了：「她一直以來都這麼遲鈍嗎？」

史提芬猛搖頭，並試著壓住他的脾氣。她怎麼可以這麼說？蘇珊娜一點也不遲鈍、從來不遲鈍。

隔天早上，史提芬在走道上遇到我爸爸。他們先寒暄問暖一陣，談了天氣、史提芬的工作之類的，但是很快的，話題就回到我身上了。

「蘇珊娜還在，」史提芬說，「我可以感覺得到她。她還在。我知道她還在。」

「我也這麼覺得，我們要為了那個她而努力。醫生和護士或許看不到，但是我們可以，」我爸爸說，「所以我們要為了她而堅強。」

26〔編註〕蠟曲現象指病患的肢體能被旁人變換成不同的姿勢，然後維持很久的時間。僵強症又譯「強直性昏厥」。

「沒錯。」兩個男人握了手。我爸爸在他的日記裡寫了他對史提芬的印象：「史提芬每天都來報道。他真是了不起。初次見面時，我還沒有這麼中意他，但是，他一天比一天更得我的敬重與欣賞。」

25 藍色小惡魔發作
Blue Devil Fit

我在四月九日做了第二次脊椎穿刺。我已經在醫院住了十八天，但情況不僅沒有好轉，反而不斷走下坡。史提芬注意到我嚼東西的行為、殭屍般的手臂動作，以及兩眼呆滯凝望的次數都變得更頻繁了。

腦波監測影像，四月八日，晚上十點三十分，影片長度十一分鐘。

電視上的「探索頻道」(Discovery channel)正在播放某個實境秀。史提芬坐在我身邊看電視，我臉朝他側躺著睡覺，他的手擺在我的大腿上。史提芬轉向我，我突然坐了起來，急促的吸氣，沒有吐氣。他撫摸著我的頭髮。我的手臂突然直直往前伸，史提芬立刻按了護士鈴。他站在我前面，驚恐的看著我緩緩的把手彎向我的臉，彷彿一格一格播放的動畫一樣。護士來了，但是她和史提芬交談的內容被電視的聲音蓋過了，聽不清楚。我則一句話也沒說。史提芬試著解釋發生了什麼事，還模仿我無法呼吸的樣子給她看。他在說話時，我又把手往前伸了，只是這次手腕是朝下的，就像暴龍一樣。史提芬輕輕的把它們拉回我的兩側，接著揉了揉我的肩膀。但是很快的，它們又回到了伸展的狀況，手腕維持四十五度的角度，彷彿有條線拉著一樣。我開始快速的上下擺動它們，接著又把手放到我的臉龐，直挺挺的躺了下來，就這樣，直到值班的神經科醫師前來為止。

史提芬試著表演我剛才的動作給醫生看，他把手臂伸得直挺、牙關咬得緊緊的。因為壓力大又害怕，他終於哭了。我把身旁的一隻泰迪熊丟到地上，然後像在趕鬼似的，雙手在空中拚命揮舞，只不過我的雙手僵硬，模樣有如芭比娃娃上戰場。醫生問了我幾個問題，他的聲音很低沉，我聽不出來他問了什麼，反正我也沒回答，只是呆呆的望著前方，最後躺了下來。

接著，我又再次坐起來，並試著下床，但是被護欄擋住了。醫生把護欄降低，拿給我一個桶子，大概是以為我想要吐吧。我前後搖擺身體，最後把桶子夾在雙腿間躺了下來。醫生拿開它，把它放在我的床邊。

影片結束。

這種時刻不免讓史提芬想起三月十三日，我第一次癲癇發作的那天。「妳認為她剛才怎麼了？」史提芬後來問了護士亞德琳。

「會不會只是想要引起你的注意呢？」南部人把這種想要引起他人注意的行為稱為「藍色小惡魔發作」，通常是用來描述年輕女生耍脾氣或焦慮的狀況。「或許是某種焦慮造成的？」

史提芬不認為這解釋得通。隔天晚上，同樣的情形又發生了。

「我……覺得……不太……舒服，」我說道，然後把雙腿伸到床外。史提芬順著我的意思，把護欄降低，領我下床。站到地板上後，我又開始呼吸急促，並哭了起來。史提芬按鈴找人來幫忙。

「我的……心臟……好痛……，」說完後，我緊抓著胸膛，躺在冰冷的地板上扭動身體。「我……不能……呼……吸。」

一名護士立即趕了過來，她幫我做了基本生理檢查，發現我的血壓稍高了一點，一百五十七和九十七。她替我接上了兩公升的氧氣機，來舒緩我的心臟和痙攣現象。沒多久後，我就睡著了。只要史提芬在，類似的情形就一再發生。在其他人面前倒是很少發作過，沒有人能夠解釋這種情形。

隨著時間愈拖愈久，我的家人也都疲憊不堪了，但還是沒有任何人可以給我們一個答案。後來做的各種檢查也一樣，沒有發現任何問題，就連免疫球蛋白注射，也沒有大家當初期待的神奇效果，沒有人可以找出白血球數量增加的原因是什麼。更糟的是，巴格西醫生也已經不再插手這件事了。而人人誇讚的納加醫生到現在還沒有露過臉。我不知道有什麼理由可以讓這些人不放棄我，不把我送到精神療養院或安養院去。雖然大家都一直保持樂觀，但是我的家人也不得不開始擔心事情再這樣下去，他們可能就要永遠失去我了。

隔天，羅索醫生來告訴我們第二次脊椎穿刺的檢查結果。我的腦脊液裡現在每微升有八十個白血球細胞，比上個星期的二十個要高了好幾倍，雖然令人擔心，但也表示醫生們目前的方向是對的，我的腦部確實有感染；他們現在要做的，就是找出造成感染的原因。我剛到醫院時，主要的症狀是癲癇，接著是精神病，現在羅索醫生寫下「原因不明的腦炎」。晚點，有位神經科醫生會跟我們解釋，腦炎講白一點，就是「腦部壞了」，也就是有某種原因導致腦部發炎了。

羅索醫師來的時候我媽媽不在，所以我爸爸在他們兩人共用的筆記本上寫下了這件事：

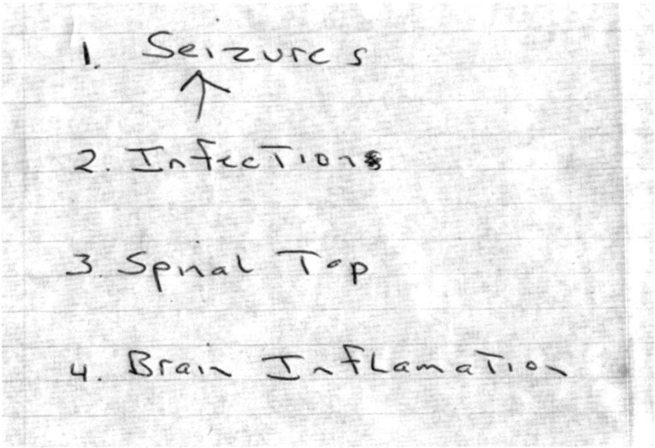

癲癇
感染
脊椎穿刺
腦部發炎

他試著要告訴我這個好消息，但是我什麼都聽不懂。「要不，妳就先把我寫的東西抄下來，然後我再告訴妳還可以寫什麼，」他說道。

我們打算有人來看我時，我可以把自己的筆記給他們看，他們就會知道我目前的情形。但是這個計畫並沒有持續太久，因為漢娜那天稍晚來看我時，我就找不到筆記本了。我的病房裡擺滿了花和雜誌，那本筆記本大概是被埋在某束花或哪堆雜誌下了。「我有，我有……」我很認真的想要解釋。漢娜爬到床上，躺在我身邊，用手臂環抱著我的脖子。

「我有，我有，我有……」我說道。

「蘇珊娜，沒關係，別管它了。妳累了，」我媽媽插了話。

「不，我想要，」我結結巴巴的說，整個身體都緊繃了起來。「我……想……要……說話！」

「親愛的，妳累了，休息吧，」我媽媽說。

我很生氣的呼氣。我媽媽心裡明白，我對自己無能、什麼事都要他人代勞感到萬分挫折。漢娜也了解我的懊惱，於是帶來一整個月的《美國周刊》（*US Weekly*）和我要求她帶來的《麥田捕手》（*Catcher in the Rye*）來分散我的注意力。我已經沒辦法閱讀，所以是漢娜讀給我聽的，她一直讀到我眼睛閉上睡著。但是在她停下來時，我突然又睜開眼睛看她。

「Tlantyoiforslen,」我說道，「Tlantyoiforslen! Tlantyoiforslen!」我不停的重複，臉都

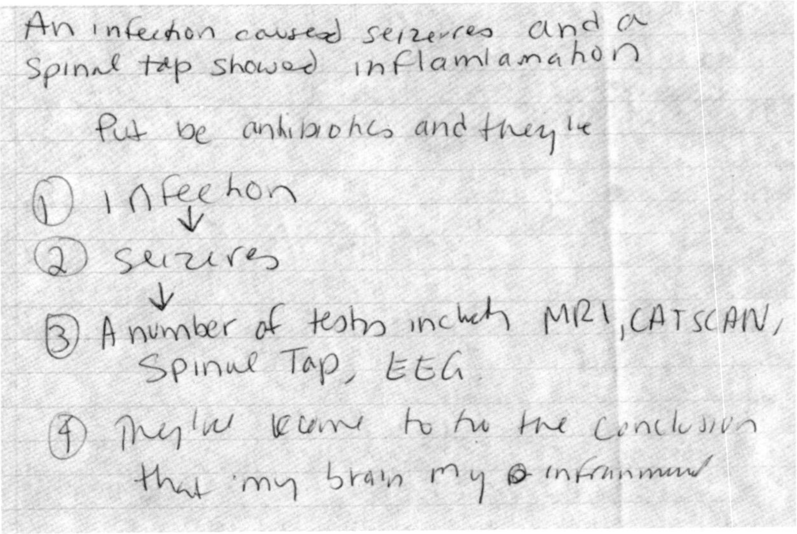
An infection caused seizerres and a
spinal tap showed inflamlamation

Put be antibiotics and they're

① infection
↓
② seizures
↓
③ A number of tests includ MRI, CATSCAN,
Spinal Tap, EEG.

④ They've become to to the conclusion
that my brain my inframmed

感染造成癲癇，脊椎穿刺發現有發炎

吃抗生素，然後

1. 感染

2. 癲癇

3. 做些檢查，包括磁振造影、電腦斷層掃瞄、脊椎穿刺、腦波檢查

4. 結論是我的腦部有發炎

漲紅了。

「不要客氣，」漢娜不是很確定的回答我。

「不，不，不是！」我猛搖頭。

「Tlantyoiforslen!!!」我大叫。漢娜彎下身來，貼近我的臉，但她湊得這麼近只會讓我變得更笨拙。我不斷指著房門。

「史里芬，史力芬！（Slefeen, Sleefen!）」[27]終於，漢娜聽懂了，她把史提芬叫了進來，我一見到他就冷靜下來了。

隔天，醫生們決定從我的白血球數量增加著手，開始尋找造成感染的源頭。有一大堆的血液檢查得做，所以愛德華護士先過來幫我抽血。史提芬坐在我身邊，對於我這天那麼文靜感到很驚訝。雖然和原來的我還有一大段距離，但是我的幽默感似乎稍稍浮現了。我比較容易笑，也比較在乎洋基隊的比賽了，甚至還表示我喜歡投手安迪．派提特（Andy Pettitte）。

「球賽怎麼樣了？」愛德華問道。「大都會贏了嗎？」他開玩笑的說。我伸出手臂，抽過這麼多次血，現在都變成反射動作了。愛德華戴上手套，在我的右手臂綁了止血帶，用手指彈彈我的靜脈、擦了酒精，接著彎下腰把針頭刺進血管。但是就在針頭刺進我的皮膚時，我猛然跳起來，迅速把針頭從他的手中拍掉，讓我的血從靜脈恣意噴出。我笑了，然後假裝很不好意思的看著自己闖的禍，語帶嘲諷的說：「噢不，我幹了什麼好事？」史提芬很清楚的看出我的意思是：「你給我滾！」就在我看起來略有起色時，我又開始精神錯亂了。這讓每一個人都很害怕。

「蘇珊娜，請妳不要這樣。妳可能弄傷自己，也可能會弄傷我，而且妳會傷得比我嚴重，」愛德華試著保持冷靜的說道。他再次做了準備，把針拿得高高的，讓我搆不著。「好啦，」我這次和善的說。他把針頭刺進我的血管，抽了幾管的血後便離開病房。

27〔編註〕前面出現的「Tlantyoiforslen」經與作者確認，她推測自己當時要講的是Can you get Stephen?。

26 時鐘 The Clock

「委，」我指著床頭邊的粉紅色水壺說道。這一天終於來臨了，我們要和納加醫生見面了。我流著口水、還一邊玩弄我的嘴唇，這個習慣已經變成了常態，連睡覺時都停不下來。我爸爸放下他的牌，拿起水壺去走道裝水。回來時，他發現我的舌頭吐在嘴巴外，眼睛直視前方，彷彿睜開眼睛在睡覺。但是他現在已經很習慣這樣的場面了，面不改色的坐下來讀他的《青年藝術家的畫像》，一直到我媽來為止。

「哈囉，」媽媽進了房間，愉快的打了招呼。她把皮包擱在床邊的椅子上後，親了我一下。「終於要和這位神祕的納加醫師見面了，我好興奮。妳覺得他會是什麼樣子？」她神采奕奕的繼續說著，杏仁形的雙眼散發著熱忱。「他隨時都會到。」

這天早上我父親熱情不起來。「不知道，羅娜（Rhona），」他說道，「我們什麼都還不知道。」

她沒理會他，隨手抽了一張面紙來擦去我嘴邊的口水。

「哈囉，哈囉！」幾分鐘後，納加醫師闊步邁進了我的個人病房，他的聲音鏗鏘有力。大概是長時間彎腰看顯微鏡的關係，他有點駝背，所以頭比身體前傾了幾英吋，另外由於想事情時習慣玩弄鬍子，因此鬍子末端有點禿。

他向我媽媽伸出手，我媽媽實在太急切了，硬是把他的手緊緊多握住了一會兒。接著，他轉向我父親，向他介紹自己，我父親也連忙從床邊的椅子站了起來，和他打招呼。

「在開始之前，讓我們先確認一下之前的紀錄，」他說道。他的敘利亞口音充滿跳動的節奏，重音總是落在有氣子音上，所以每個ㄊ聽起來都像是ㄉ。講到興奮之處，還會省略掉介系詞，所有的字都黏在一起，感覺像是說話的速度趕不上大腦的思考速度似的。納加醫師對於病人完整的醫療病史非常重視。(「你必須先回頭看，才能看得到未來，」他經常這樣告訴他的住院醫師。) 我父母一邊說，他一邊記筆記，把頭疼、臭蟲、流感症狀、麻木、心跳加速等其他醫生沒有完整探討的症狀也都記了下來。他把這些全部當成重要發現。接著，他又做了一件沒有任何醫生做過的事：他把注意力轉向我，直接和我交談，而且是像朋友，而不是像跟病人交談。

納加醫師有個很令人欣賞的特質，是他由衷的關心病人，對弱勢的人極富同情心。

他後來告訴我，那是他在敘利亞大馬士革（Damascus）的成長經驗造成的。有段時間他在學校的成績並不好，爸媽和老師都認為是因為他太懶了。十歲時，他在就讀的私立天主教學校裡，成績一次比一次差，校長告訴他的父母，這孩子無可救藥：「他不是塊念書的料，還不如讓他學個一技之長。」他的父親生氣歸生氣，卻沒有放棄讓他接受教育，雖然不再抱持太高的期待，但還是認為教育很重要，於是把兒子轉到了公立學校。

進公立學校的第一年，納加醫生遇到了一位對他很好的老師，總是想盡辦法稱讚他的表現，慢慢提升他的自信心。學期結束時，他很得意的帶著一張全優的成績單回家。他父親見到後非常激動。

「你作弊，」薩利姆（Salim）說道，並揮手打了他。隔天，他的父母到學校找老師自首：「我兒子不可能考這麼好，他一定是作弊了。」

「沒有，他沒有作弊。我可以向你擔保。」

「這是間什麼學校？像蘇海爾這樣的孩子竟然可以拿到這種成績？」

老師停頓了一會兒，說：「你有沒有想過，你兒子有可能真的很聰明呢？我認為你必須這麼看他。」

納加醫師最後以優異的成績從醫學院畢業，然後移民到美國。如今他除了是位受人敬重的神經科醫師，也是癲癇專家和神經病理學專家。他把自己的成長經歷應用在看病上，因而決定他絕對不放棄任何一個病人。

現在，他就在我的病房裡，蹲在我身邊對我說：「我會盡自己所能的幫助妳。我不會傷害妳的。」我沒說什麼，臉上也沒有任何表情。「好的，那我們就開始吧，妳叫什麼名字？」

停頓了好一會兒後，我終於開口了。「蘇……珊……娜。」

「今年是西元幾年？」

停頓。「二〇〇九。」他寫下「單音節用字」。

「幾月呢？」

停頓。「四四月。四四月。」我有點吃力的說。他寫下「冷漠」，也就是缺乏情感。

「幾日呢？」

我看著前方，沒有任何情緒、沒說任何話，甚至連眼睛都不眨一下。他寫下「眼睛無法眨動」。我不知道這個問題的答案。

「現任總統是誰？」

停頓。我僵硬的把手舉到前方。他在表上記下「身體僵硬」。「啥？」沒有情感。什麼都沒有。

「現任總統是誰？」他寫下「注意力短暫」。

「歐，歐巴馬。」他寫了「聲音低沉、沒有語調高低，口齒嚴重不清」。我控制不了我的舌頭。他從醫師袍的口袋拿出了幾個工具。首先，他用反射槌輕敲我的膝蓋；我的膝蓋並沒有如正常狀況下往前翹起。接著，他用燈光照了我的眼睛，發現我的瞳孔也沒有因此縮小。

「好，現在用這隻手碰妳的鼻子，」他指著我的右手說道。我像個僵硬的機器人般，緩慢的把手放到我的臉上，差一點點就碰到鼻子了。棘手的僵直症，他心裡閃過這個念頭。

「好，接著，」他說道。接下來他想試試我有沒有辦法一次聽從兩個指令，「用妳的左手去碰妳的左耳。」他不覺得我可以分辨左右，於是用眼神來讓我知道哪一隻手是左手。我沒有做出任何反應，只是歎氣。他要我別管這個指令，直接跳到下一個好了。「下床走一走。」我把雙腳移到床沿，晃了許久後，好不容易踩到地板上。他扶著我的手臂來幫我站起來。「妳可以一隻腳跟在另一隻腳的後面，走一條直線嗎？」他問道。

我考慮了好一會兒後，才邁開腳來，但是每一踏出一步都得停頓一下，而且還會往左邊偏。納加醫師注意到我的運動失調了，不管是走路或說話，我的症狀都像是阿茲海默症晚期的病人，沒有說話的能力、沒有辦法和環境正常互動。也和他們一樣，不會笑、幾乎不眨眼睛，身體呈現不自然而僵硬的動作，彷彿有一部分的他們已經離開了這個世界一樣。他突然想到了一個測試：畫時鐘。這個測試雖然是一九五〇年代中期發明的，但是一直到一九八七年才被列入美國精神醫學學會的《精神疾病診斷與統計手冊》。這個方法主要是用來診斷阿茲海默症、中風和失智患者受損的腦部區域。

納加醫生從他的筆記本上撕下一張紙，說：「妳可以畫一個時鐘，然後把數字1到12填上去嗎？」我抬起頭，滿臉困惑的看著他。「就妳記得的就好，蘇珊娜。不用畫得多好。」

我看了看他，然後又低頭看了那張紙。我生疏的握著筆，就像從來沒拿過筆似的。我先畫了一個不太對稱、線條也歪七扭八的圓。我請他再給我一張紙，他再撕下一張給我，我又試了一次。這個圓比較像樣了。畫圓圈屬於程序性記憶（著名的失憶症患者亨利還記得的那一塊），就像繫鞋帶一樣，只要患者之前有過足夠的練習經驗，就做得到。所以當我輕鬆的畫出第二個圓時，納加醫師並沒有太吃驚。我把那個圓一次又一次描過，這種行為叫做固持性書寫困難（perseverative dysgraphia），患者會一再描寫畫好的線條或文字。納加醫師很期待看我會怎麼寫數字。

「現在寫上數字。」

我遲疑了一會兒。他看得出我很努力的在回想鐘面的樣子。我彎下腰，開始寫數字。

我把一個一個數字寫在鐘面上，還不時在某個數字卡住，把它又描了好幾回：明顯的固持性書寫困難。

過了一會兒，納加醫師低頭看了我畫的時鐘，差點就要拍手叫好。我把所有的數字，從1到12全擠在圓圈的右邊了；數字12幾乎不偏不倚的落在數字6應該在的位置。這真是再完美不過的範例了。

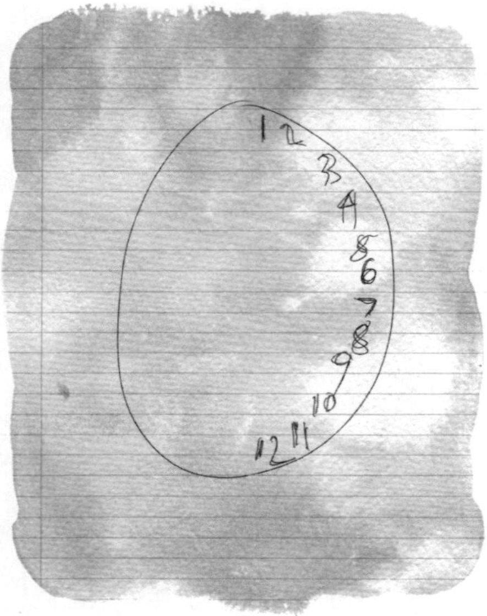

我畫的時鐘。

納加醫師喜孜孜的拿我畫的時鐘給我爸媽看，向他們解釋那張圖代表什麼意義。他們看到後既驚恐又充滿期待。納加醫生終於找到大家一直在找的線索了。不需要精密的儀器，也不需要侵入性的檢查；只需要一張紙和一支筆。納加醫師從這張圖明確的得知，發炎的是我右半邊的大腦。

我們的視覺是左右兩邊腦半球經過許多道繁複的手續才形成的。首先，視網膜的受器會受到刺激，然後將收到的訊息透過視覺神經，傳到位於大腦後側的初級視覺皮質（primary visual cortex），在那裡將這些訊息轉換成視覺影像。接著再交由頂葉（parietal lobe）和顳葉接手處理。頂葉會提供這個影像發生的「地點和時間」，讓我們有空間和時間的概念，顳葉則是提供「誰、什麼、為什麼」這些訊息，讓我們可以將影像和名稱、感覺和記憶連結。大腦受損時，例如某一邊的大腦失去功能時，這些訊息處理就會受到阻礙，患者的視覺世界也會跟著扭曲。

大腦的運作是對側的，也就是說右腦負責左邊視野的視覺，左腦負責右邊視野的視覺。因此從我把所有數字全畫在時鐘的右半邊看來，我的右邊大腦，也就是負責看到時鐘左半邊的大腦發生故障了，簡單的說是這樣。視覺忽略（visual neglect）有別於視盲，我的視網膜還是有在工作的，訊息也都送到我的視覺皮質了，只不過這些訊息沒有被處理成一個「看得見」的影像。有些醫生會以更正式的視覺冷漠（visual indifference）稱呼這種現象，以我為例，這是說大腦完全不在乎它的左邊視野發生了什麼事。畫時鐘測試也解釋了一些被忽略的症狀，例如我的左半邊身體痲痹，這個問題大家已經好久不提了。由於頂葉也和知覺有關，受損時可能會導致知覺麻木。

沒想到畫一個時鐘就可以回答這麼多問題：除了解釋身體左半邊為什麼麻木，我的妄想、癲癇和幻覺也都和它有關。甚至，連我假想的臭蟲都可能是這個部位出了問題造成的，因為我的「傷口」也是位於左手臂。排除了情感性思覺失調障礙、癲癇後精神病和病毒性腦炎，再加上脊椎穿刺發現的白血球數量增加，納加醫師做了這樣的推論：這類發炎極可能是自體免疫反應的結果，是我自己的身體造成的。究竟是哪一種自體免疫疾病呢？我已經做過一次自體免疫疾病的篩檢，但是那次只檢查了一百種已知自體免疫疾病中的一小部分，而且結果都是陰性的。納加醫師想起賓州大學最近發表了一系列某種罕見自體免疫疾病的報告，受影響的幾乎都是年輕的女性。會不會是一樣的狀況呢？

除此之外，還有許多有待回答的問題，像是：發炎的情形有多嚴重？我的大腦還有救嗎？想要確認答案，最好的方法就是做大腦切片，也就是從我的大腦切下一小塊組織。不過這得先徵得我爸媽的同意才行，沒有人聽到要做腦部切片時不掙扎的。但是若不趕快處理，我的情況很難有改善，拖得愈久，我恢復正常的機會也就愈渺茫了。納加醫師在病房裡來回踱步，一邊思考這個問題，一邊漫不經心的扯著他的鬍子。

最後，他在我的床邊坐了下來。他轉過身告訴我爸媽：「她的大腦著火了。」他用他的大手拉著我的小手，彎下身看著我的眼睛，對我說：「我會竭盡所能的幫助妳，絕對不會棄妳而去。」

納加醫生事後回憶，在那一瞬間，我似乎活了過來。記不得這個關鍵場景、這個我一生中最重要的時刻，是我最大的遺憾。

納加醫師看到淚水從我的眼角流下，我坐起來，伸出雙臂擁抱他。對他來說，那也是一個關鍵時刻：他知道我還存在，雖然就那麼一下子。接著，我再度躺下、打起盹來，即使是短暫的情緒宣洩也讓我疲憊不已。重點是，納加醫師明白我還在，而且他絕不會放棄我。他要我爸媽跟著他到病房外。

「她的大腦著火了，」他又說了一次。他們點點頭，眼睛瞪大著聽。「攻擊她的大腦的，是她自己的身體。」

27 大腦切片 Brain Biopsy

納加醫師的話還沒結束。「我認為接下來應該要用類固醇治療，但是在那之前，我們必須先確定大腦真的有發炎，」他說道。

「要怎麼確定呢？」我媽媽問道。

「賓州大學有一個專門研究自體免疫疾病的醫生，我想，他會有我們要找的答案。」接著，他打住了，因為他很清楚接下來要說的話，不會是我父母想聽的，「我們目前的選擇有使用類固醇、血漿清除、免疫球蛋白注射等。」

我爸媽節奏一致的點頭，完全臣服於這個人。

「但是，我認為最好的做法，」他稍稍降低了音量說道，「是做大腦切片。」

「什麼意思？」我媽媽小聲問道。

「我們必須看看她的大腦，然後取下一小塊來，」他用兩隻手指頭比了大約一公分的距離，「就一小塊。」

我父親立刻就否決了，「我不確定這樣做好。」

「如果她是我的孩子，我會選擇做大腦切片。不做切片的風險遠高於做切片的風險。最糟的情形也不過是這樣子而已。」

他們不發一語。

「我希望星期一就做，最慢星期二，」他說道。「但是決定權在你們。這段時間，我會先和醫療小組還有外科醫生再討論一下。結果怎麼樣，我再告訴你們。」

納加醫師離開後，我媽媽小聲說了，「這莫非是真人版的豪斯醫生。」

那天下午，羅索醫生來病房告訴我爸媽，醫療小組也傾向做大腦切片。我媽媽先是試著要冷靜下來，但她完全不知所措。她請羅索醫師和她到病房外談談，她有太多問題要問了，只不過現在，她的腦海裡就只有「大腦切片」這四個令人頭皮發麻的字眼。故作堅強了幾個星期後，她再也假裝不了了。她開始哭泣，羅索醫師先是雙手交叉擺在胸前，後來把手伸了出去，輕輕的碰了我媽媽的手臂。

「不會有問題的，」羅索醫生說道。

我媽媽擦了擦眼淚，深深吸了一口氣後說道，「我得進去了。」

回到病房後，我爸爸眼神帶著譴責的告訴她，「我們都聽到了。」

儘管我爸爸看起來很淡定，但是就像他在日記裡寫的一樣，他的擔心不下於我媽媽：「我對大腦切片這件事很害怕。我彷彿聽到我媽媽在警告我不要這麼做，不要隨便對大腦動刀。她擔任護士期間，見過太多失敗的案例了，讓她非常不信任腦部外科醫生。我只能不斷提醒自己，那是很久以前的情形了。」

那天早上發生太多事了，晝時鐘的結果、要做大腦切片的消息等，我爸爸穿過紐約大學的校園去到第三十三街，然後在公園大道上了地鐵。他瞥見了第一大道和第二大道間的耶穌與瑪利亞聖心禮拜堂（Chapel of the Sacred Hearts of Jesus and Mary），心血來潮的走了進去，眾多色彩鮮明的彩繪玻璃中，有一幅特別感動他，畫上的天使摟著一名窮人。他不禁屈膝禱告。

同樣是那個下午，在曼哈頓市區的地方檢察官辦公室裡，我媽媽也做了類似的事。她和她的祕書艾絲莉（Elsie），還有她的同事，同時也是位浸信會牧師瑞琴娜（Regina）拉起手圍了個圈，閉上眼睛後，瑞琴娜開始禱告：「神啊，請祢醫治這個年輕的女孩。神啊，聽我們的禱告，請垂聽我們的禱告。我們祈求祢賜下醫治給這個年輕的女孩，讓她可以好起來。神啊，聽我們禱告，請垂聽我們的禱告。」我媽媽，是個不認為人們能夠知道上帝究竟是否存在的不可知論者，現在竟然信誓旦旦的說，她確實感覺到上帝與她同在。

我天真到完全不懂我爸媽的苦惱，傳給住在聖路易的大學同學琳賽（Lindsey）的簡訊上頭寫道：「我要做腦接片！」

琳賽看不懂我寫的東西，於是回我：「什麼意思？我看不懂。」

「他們要取下我的一偏大腦。」

我也把這件事告訴了幫我照顧貓的同事薩克，而且語氣就像是在告訴他，我中午吃了什麼一樣的平淡無奇。

「我要做大腦接片，」我說道。

「什麼，蘇珊娜，他們要拿妳的**大腦**開刀？」這是第一次有人這麼直接的告訴我，這個手術有多麼令人害怕。因為害怕而且困惑，我哭了起來，最後話也講不下去，就把電話掛掉了。

那是復活節的週末。星期六，外科醫師的護理長來跟我們解釋準備大腦手術時要注意的事項。她看起來很開朗，而且把大腦切片手術說得像是一般例行的工作似的。但這還是沒有辦法消弭我爸心裡的恐懼。我面無表情的聽她描述要剃掉我哪個部位的頭髮——右前額，距離頭頂大約十公分的地方。我爸爸對於我不失尊嚴感到佩服。一直到

那天晚上，我才開始發作。看到我那麼難過，我爸爸也哭了。但是我接著又笑了。「你哭的樣子好好玩，」我笑著說。這下子，我們兩個都又哭又笑了。在淚水中，他提醒了我那句格言。

「還記得那條直線的斜率是什麼？」

「嗯。」我不記得了。

「正的，這是什麼意思呢？」

「嗯。」我把手臂斜斜往上，表示有進步。

「沒錯。一天比一天更好。」

隔天是復活節，我爸爸提了一個復活節籃子來，那個我小時候用的復活節籃子，裡面也裝滿了巧克力和糖果。我像個孩子似的瞪大了眼睛，迫不急待的抓起糖果就吃。這讓我爸爸看了很開心。

星期一一大早，我爸媽就到醫院了，心裡既期待又害怕。而我則是出人意料的平靜。終於，一名護理員來了。我爸媽都覺得他看起來像個重機騎士。他把我放到輪床上，推我進手術室。我爸媽多停留了一會兒，暫時不去計較多年的背叛、情感上的疙瘩，還有那些風風雨雨，他們互相擁抱，靜靜的流淚。

手術區像是醫院裡的工業重鎮，消過毒的走道上有十幾個門，每個房門的背後都是一個手術台。這裡是莊嚴的手術發生的地方，不會有風景畫，也不再有輕柔的音樂。我們在電梯前排隊，前面有透明的直條百葉簾擋著，簾子後面則是穿著手術服的醫生和護士們。

神經外科的住院醫師過來幫我剃頭髮，大概是直徑十公分左右的圓形。雖然我的意識完全清楚，但是我既沒有叫，也沒有哭。我爸爸再次對我如此堅強感到佩服，話又說回來，也可能是我完全不知道發生了什麼事。我悠哉的坐在床上，頭上包了一條毛巾，看起來像是剛才做完Spa一樣。

我爸爸忍著淚水在我身旁跪下來。

「還記得我告訴妳的嗎？我們的策略是什麼？」

「一次一小步。」

「那條直線的斜率是？」

「是正的。」

神經外科醫師韋納．道爾（Werner Doyle）穿著手術衣來到，他的身旁跟了兩名護士，一位負責在手術台上傳遞器械、一位負責記錄和後勤支援，此外還有一名麻醉醫師。這個手術雖然風險不高，但仍有幾個可以出錯的地方：除了任何手術都可能會有的感染等風險，還有醫生挑錯位置開刀造成的危害。不過再怎麼說，大腦切片還是比他多年來執行的癲癇手術等腦部手術單純多了。

磁振造影影像已經傳到電腦上了，這個影像會引導外科醫師做「腦部立體定位手術」（stereotactic neurosurgery），這項技術可以畫出大腦的平面和立體圖，好讓外科醫師輕鬆而準確的找到標定的大腦部位，以我的情況來說，是右額葉皮質。他選定好一個區塊了，這個區塊沒有太多大條靜脈，距離控制運動功能的部位也是最遠的。我上了手術台，頭皮清理乾淨後，注射了麻醉劑。

「從一百開始倒數，」麻醉醫師要我這麼做。

「一百……九十九……」

我闔上眼睛，我的頭被從太陽穴的地方固定住。道爾醫生用手術刀在頭髮剃掉的部位開了一道S形的口，從距離頭頂中線大約四公分的地方開始劃，往右前額延伸，大約在髮線的位置停下，然後用銳利的刀刃將皮膚分開，並用牽引器將兩邊的皮膚撐開。接著，他拿起一把高速鑽子，像個技術純熟的木工師傅一樣，在我的頭顱鑽出一個直徑大約一公分的「鉆孔」（burr hole），然後改用一把叫開顱器（craniotome）的大鑽子，慢慢將顱骨磨出粉來，最後，取出了一塊三公分長的骨板，露出裡面的硬腦膜（dura），也就是大腦最外側、最堅韌的保護層。他切下一小塊硬腦膜，要留待和大腦組織一起送檢。

接下來，他用鋒利的十一號手術刀和解剖刀切下幾塊組織，有白質（神經纖維的部分），也有灰質（神經細胞本體），大小大約是一立方公分。他還多取了一點樣本，打算把它們凍起來，以免還有其他測試得做。取完大腦組織後，他用一種吸力很強的合成纖維棉墊來止血。

最後，他小心翼翼的將一塊人工硬腦膜縫回大腦的最外層，並將骨板接回去。他調整了骨板的位置，好讓它可以和原有的顱骨緊密接合，這樣將來才能融合起來，接著他用螺絲和一塊小金屬片鎖起固定。手術最後，他將頭顱外的皮膚歸位，將傷口縫合。整個手術過程歷時四個小時。

「從一百開始倒數，」一個不見其人的聲音對我說道。

「一百……九十九……九十八……」

一片漆黑。一閃、一閃、一閃。「我還醒著。」

一片漆黑。

恢復室裡人好多，但是我獨自在那兒。我右手邊有一家子人圍繞著一位病人。我爸媽呢？

我看到他們了。媽媽和爸爸。我沒辦法移動。

史提芬和艾倫也來了。我想要跟他們揮手，手卻舉不起來，感覺我的手有二十五公斤重。

黑暗。

「渴。」我啞著聲音說道。「渴。」

「給你，」一名粗魯的護士說道，把一塊吸了水的海綿塞到我的嘴巴裡。海綿的口感不好，但是那水的滋味有如天降甘霖，我一吸再吸。「渴。」她又塞了一塊海綿到我的嘴裡。我聽到旁邊有家長給他們的孩子吃冰塊。我也想要。我舉起手。一名男護士走了過來。「冰。」他拿了幾塊碎冰塊過來，把它們放在我的舌頭上。這時，有一個女護士告訴他不要給我水。「她不能喝水。不要理她。」

「水，水，」我呻吟著。

她走了過來。「對不起，妳不可以再喝水了。」

「我要告訴大家妳是怎麼對待我的。等我離開這後，我就會告訴大家。」

「妳說什麼？」

她的語氣嚇到我了，「沒什麼。」

黑暗。

我現在被關在一間讓人透不過氣的單人房裡，我需要上廁所。我要尿尿。我用力推了一下。我的導尿管掉了，尿液噴得整個床都是。我大叫。一名護士來了。

「我尿尿了。」

又來了另一位護士。她們把我推成側躺的位置，把床單拿下來，然後用溫溫的毛巾擦拭我的身體，還幫我噴了東西。好舒服，但是我動彈不得。我的大腦使勁的想讓我的腳趾扭動一下，但是我的頭都已經用力到痛了，它們就是不動。

「我的腳沒辦法動，」我大聲說。

手術結束已經好幾個小時了，大約晚上十一點時，護士通知我爸爸，我已經從恢復室轉到加護病房了。在醫護人員的建議下，大家都回家等候消息了，只有我爸爸堅持留下來等。他們並沒有要他來看我，但他還是來了。這層樓有許多隔間，每個隔間裡有一個病人。雖然到處是護士，但沒有人攔他，於是他一間一間的往裡面窺，最後終於找到我了。

我半醒著躺在那，枕頭墊得高高的，頭上纏了厚厚的白色繃帶，看起來就像生了病的波斯公主。我身上連接了許多螢幕和機器，要不是嗶嗶叫，就是嗡嗡響。腿上還穿了膚色的壓力襪來讓血壓保持正常。我們的目光對上時，我一眼就認出他來了，之前可不一定。我們給了彼此擁抱。

「最糟的都已經過了，蘇珊娜。」

「媽呢？」我問道。

「她明天就會過來看妳了，」他說道，而且明顯感覺到我不開心。雖然說，回家休息對她來說是個明智的決定，但我還是不高興她沒有留下來。我接著說：「爸，我的腿沒有知覺。」我聽起來是認真的。

「妳確定？」我爸爸反問道，臉色嚇得慘白。大腦手術造成了永久傷害，這正是大家一直擔心的事。

「嗯，沒辦法動。」

我爸爸趕緊找來一名年輕的住院醫師。醫生做了些檢查後，要我立刻做緊急磁振造影。我爸爸不發一語的跟著輪床跑，到了檢查室門口，磁振造影的技術員要他在外頭等著，他這才鬆開我的手。事後，我爸爸萬分感慨的說，他的壽命在那短短的三十分鐘內少了好幾年。最後，那名年輕的住院醫師終於出來告訴他，一切正常。

我爸爸一直到我睡著後才離開。回到家後，他上床做了禱告，度過了輾轉難眠的一晚。

28 影子拳手 Shadowboxer

手術後，我被安排在癲癇病房和一名癲癇患者同室。她是個三十出頭的年輕女子，只要喝酒就會引起癲癇（一般情況是酒精戒斷才會引起癲癇，但偶爾也會出現喝酒引起癲癇的案例）。她不斷懇求醫護人員給她酒喝，這樣就可以記錄到她的癲癇發作了，但是醫護人員不願意配合。

大腦切片的檢查結果證實，醫療小組的推測沒有錯，我的大腦確實發炎了。納加醫師在切片上找到了大量張牙舞爪的發炎細胞。這些細胞來自我自己的免疫系統，而它們正在侵襲我大腦裡的神經細胞。

才不久前，神經學專家還以為大腦是具有免疫豁免的，意思是說，它和免疫系統的淋巴細胞是完全隔離的；但是現在醫生的說法比較保守了，他們改以「免疫差異」來表達大腦和免疫系統間的特殊關係。我們的大腦有一道血腦障壁（BBB，blood-brain barrier），是由排列非常緊密的血管內皮細胞組成的，它們就像控制物質通透的柵欄一樣，不讓細菌、化學物質和藥物等從血液進到大腦。但是研究人員現在發現，特定的B和T等免疫細胞是可以鑽過血腦障壁的，這個過程叫做血球細胞滲出（diapedesis）。這些免疫細胞進到大腦的目的，是要做一般的例行巡視，理論上是一種保護作用，但發生在我身上的可不是這麼一回事，它們是來凌虐我的大腦的。這就是納加醫師要的證據：我被某種自體免疫疾病綁架了。

有了概略的診斷後，醫生們就能進行第一階段的治療了。首先，是類固醇的靜脈注射，目的是要抑制免疫系統產生的發炎反應。裝有舒汝美卓佑（Solu-Medrol）的透明點滴袋掛在我的床邊，開始進行為期三天，每次六個小時的密集治療。裡頭的皮質類固醇（corticosteroid）可以降低發炎反應，並對免疫系統產生抑制作用，以減緩日後的發炎情形。類固醇進到我的身體後，會使我體內的發炎化學物質細胞介素（cytokine）失去作用。納加醫師開了三天的藥，而且都是最高劑量。之後會換成劑量六十毫克的口服類固醇強體松（prednisone），它的效果較為溫和，希望藉由它來達成長期抑制發炎反應的效果。

皮質類固醇有幾個副作用，其中之一是影響血糖濃度，因此我開始出現第二型糖尿病的症狀。醫生調整了我的飲食，就連給我的果凍都是無糖的，但是我爸媽一直沒注意到，復活節那時候帶來的糖果也是有害的，所以我仍不停的吃糖果。手術完後，我只能臥床休息，所以護士幫我穿上了高度到大腿的壓力靴，利用充氣和放氣來模仿身體活動時的收縮和舒張，好促進腿部血液循環。但是穿了它們讓我的腿很悶熱，而且又癢，我逢人便抱怨這事，每天晚上都會把它們踢掉。

雖然已經用了密集的類固醇治療，我的狀況還是沒有立即改善，事實上，還要更糟；異常動作和莫名其妙的恐慌發作次數都更頻繁了。我爸爸在他和我媽媽共用的日記上記下了這些沒有止盡的困境：「她有一種奇怪的痴笑表情。她的身體僵硬。」、「手臂直直的伸出來、臉部表情扭曲、僵硬、顫抖。」

但是每當有人來看我時，我還是可以稍微定神。手術後不久，漢娜就來看我了，她看到我頭上纏著像繃帶般的頭巾時，差點笑了出來。

我則大方說：「我要變成禿頭了！」還一邊笑，一邊把復活節的糖果往嘴裡塞。

「怎麼了？他們把妳的頭髮剃掉了嗎？」

「剃光了！」

「妳可能得吃柔沛生髮藥了。」

我們兩個同時大笑起來。

腦波監測錄影，四月十二日，上午八點十二分，影片長度七分鐘。

我戴著一頂白色手術帽躺在床上，雙腿拱起，像是在做日光浴一樣。裝腦波儀導線的粉紅色袋子擺在我的肚子上。我起身走到房門，步履蹣跚，超級緩慢。左手臂直直往外伸。

「會是那個綠色的小按鈕嗎？」背景裡傳來我媽媽對護士說話的聲音，她指的是綁在床欄邊那個癲癇發作或事故發生的按鈕。她進到畫面，在窗邊坐了下來。

我回到床上。媽媽站起來，在我身邊徘徊一會兒後，按了護士鈕。來的是愛德華，他開始進行神經學檢查，他要我學他的動作，把手臂伸出來。我緩緩的跟著做了。他點了一下我的左手食指，要我閉起眼睛，然後用食指去碰觸我的臉。我費了一番工夫才做到。他要我用另一隻手的食指做相同的事。

愛德華離開時，我想要躺下來，光是這個動作就足足花了我十秒鐘。我媽媽的神情看起來很緊張。她看了看皮包裡的東西，一下子翹起腳，一下子又把腳放下，視線從沒有自我身上完全離開過。

影片結束。

住在病房的第三天晚上，隔壁床那名女子終於癲癇發作了。她不知道怎麼說服醫護人員讓她喝酒的。喝了酒、發生癲癇，他們做完紀錄沒多久後，就讓她出院了。

29 戴爾瑪氏症 Dalmau's Disease

羅索醫生那天稍晚過來了，她跟我們解釋有些疾病已經排除了，像是甲狀腺亢進、淋巴瘤，以及一種叫德維克氏病（Devic's disease）的罕見疾病，這種疾病的症狀和多發性硬化類似。他們懷疑我可能感染過肝炎病毒，因而引發腦炎，但是沒有找到證據。

談話結束後，我媽媽跟著羅索醫生到走廊。「那妳認為會是什麼呢？」我媽媽繼續追問。

「事實上，我和納加醫師打了賭。」

「什麼樣的賭？」

「納加醫師認為導致發炎的是自體免疫性腦炎，但我認為是伴腫瘤症候群（paraneoplastic syndrome）。」我媽媽請她再說明得仔細一點。羅索醫生告訴她，伴腫瘤症候群指的是患者本身罹患某種癌症（通常是肺癌、乳癌或卵巢癌），而伴隨發生的症狀。這些精神症狀、僵直症等和癌症原本並沒有直接相關，但是在免疫系統加入了戰局後，搞砸了一切。免疫系統在攻擊腫瘤時，有時候會不小心攻擊到其他健康的身體部位，像是脊髓或大腦。「她過去曾經罹患黑色素瘤，就這點來看，這是個合理的推測。」羅索醫生下了這樣的結論。

這一點也不是我媽媽期待聽到的。癌症，這個她連提都不敢提的問題，也是她一直以來最害怕的事，但是眼前這個醫生竟然可以把它當成賭局看待。

這時，兩根放在保麗龍箱子裡的塑膠試管，已經由聯邦快遞的冷凍宅配寄到了賓州大學。其中一根試管裡裝的是透明的腦脊液，清澈得像水一樣，另一根裡裝的是血液，因為紅血球已經逐漸沉降到試管底部的關係，現在看起來有點像缺乏水分的尿液。試管的編號是〇九三三，上面還標有我的姓名的縮寫S. C.。它們現在放在負八十度的冷凍櫃裡，等著神經腫瘤專家荷西．戴爾瑪（Josep Dalmau）醫生檢驗。納加醫師在第一次來看我時，就提過這位專家，羅索醫師也從那時開始跟他通電子郵件，希望他看一下我的案子。

四年前，也就是二〇〇五年，戴爾瑪醫生曾在極有名的神經科學期刊《神經醫學年鑑》（*Annals of Neurology*）上發表過一篇文章，研究對象是四名患有明顯精神病症狀和腦炎的年輕女性。她們都有腦脊液中白血球數量過多、思考混亂、記憶問題、幻覺、妄想，以及呼吸困難等症狀，此外她們的卵巢也都長了一種名為畸胎瘤（teratoma）的腫瘤。不過最令人吃驚的，是這四名患者都出現了某種可以和大腦特定區域，特別是海馬迴區域結合的抗體。因著某種不明原因，腫瘤加上這些抗體，為她們的健康帶來了嚴重的威脅。

發現這四名女性的共同特徵後，戴爾瑪醫生的下一步就是研究這個抗體。他和他的研究團隊不眠不休的以大鼠大腦進行免疫組織化學實驗。他們將大鼠的大腦冷凍，然後做成薄如紙片的切片，接著將它們浸泡在這四名女性患者的腦脊液中。這麼做的目的是希望找出，究竟是腦脊液中的什麼抗體，和大鼠大腦的哪個特定受體結合了。經過八個月的修改後，戴爾瑪醫生終於在大鼠的切片上看到了特有的形態。

這些切片的準備過程完全相同，上面分別加了少量的患者腦脊液。經過了二十四個小時後是這個樣子：

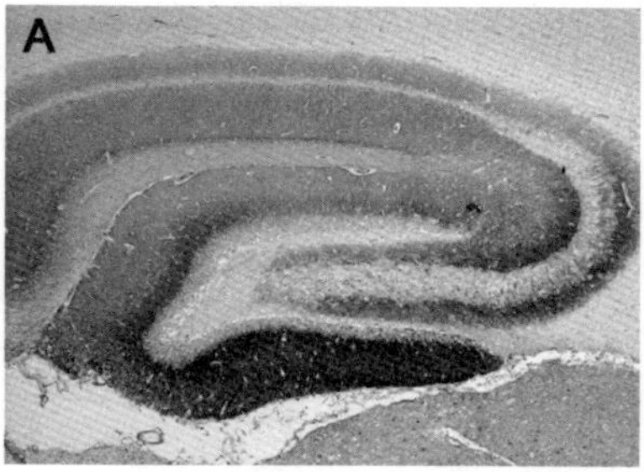

大鼠大腦加上患有
抗NMDA受體腦炎患者的腦脊液。
組織切片的海馬迴區域被染成了棕色，
代表患者腦脊液內有抗體
可以和NMDA受體結合。

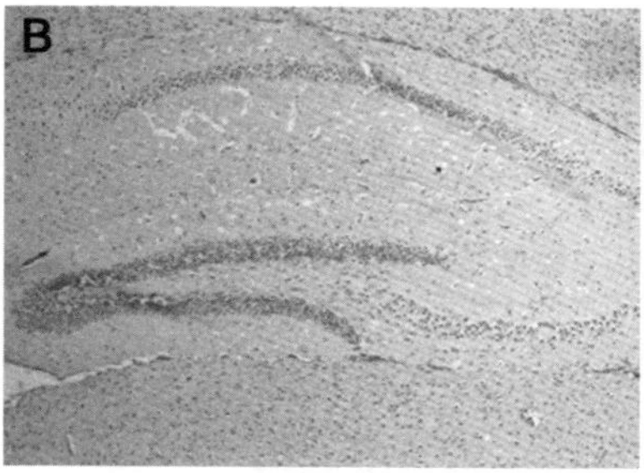

以同樣方式準備的海馬迴切片，
但使用的是非抗NMDA受體型
腦炎者的腦脊液。

四張令人驚豔的影像，有如洞穴裡的古老壁畫，又像是貝殼上抽象的圖案，讓我們憑著肉眼，就可以知道哪些大腦部位有抗體結合。「那一刻真是令人興奮，」戴爾瑪醫生回憶道。「之前的檢查都找不到問題出在哪，但現在我們明白這四名女性罹患的不但是同一種疾病，還知道它們牽扯到的是同一種抗體。」

他可以清楚指出抗體反應在海馬迴區域最為旺盛，但這不過是個開始而已。接下來的問題更為複雜：這些抗體的標的是哪種受體呢？戴爾瑪醫生和研究團隊利用他們的專業判斷，篩選出了幾個在海馬迴較常見的受體進行測試。經過一連串的試誤實驗後，他們終於辨識出這些抗體的標的物了。他們先從一家生技公司買來了一種表面沒有任何受體的腎臟細胞，這些細胞就像一張白紙一樣，研究人員可以在它們裡面植入各種DNA，讓它們的細胞表面表現出特定的受體。戴爾瑪選擇讓它們只表現NMDA受體，理由很簡單，因為位於海馬迴的細胞有大量的NMDA受體。果然，來自四名患者腦脊液裡的抗體，全結合到這些表現NMDA受體的細胞上了。戴爾瑪醫生找到答案了：凶手就是某種會結合到NMDA受體的抗體。

NMDA（全名為N-methyl-D-aspartate acid，N—甲基—D—天門冬氨酸）受體是我們大腦化學作用的關鍵要角，會大大影響我們的學習、記憶和行為。當NMDA受體受阻而失去作用時，我們的心智和身體能力都會受到影響。雖然NMDA受體遍布整個大腦，但最主要是分布在海馬迴的神經細胞以及額葉；海馬迴是大腦的主要學習和記憶中心，額葉則轄管更高等的功能和人格。這些受體一旦與神經傳導物質結合，會傳遞兩種訊息：一個是「興奮」細胞，使它產生電脈衝（electrical impulse），另一個是「抑制」細胞，也就是讓它不產生電脈衝。我們所做的每一件事，不管是小酌一杯，或是寫一篇報紙的頭版新聞，都是藉著這種神經細胞與神經細胞間的簡單對話達成的。

戴爾瑪醫生在那四位不幸罹患抗NMDA受體腦炎的患者身上發現的抗體，原先是對身體有利的，但是到了大腦卻成了不肖之徒。它們在神經細胞上尋找可以結合的受體，然後給一個死亡之吻，便讓這個受體失去了功用，無法再傳送或接收重要的化學訊號。雖然研究人員還沒有完全明白NMDA受體（以及與它相關的神經細胞）是如何影響並改變行為的，但可以確定的是，少了它後果絕對不堪設想，甚至會導致死亡。

我們從一些實驗看了出點端倪：NMDA受體的數量減少百分之四十時，會出現精神病；減少百分之七十時，會出現僵直症。NMDA受體遭全數剔除的小鼠，連最基本的生存功能也無法維持，大部分都在出生後的十個小時內，就因呼吸衰竭而死亡。保有少量NMDA受體的小鼠無法學習吸奶，通常在出生一天內就餓死了。保有百分之五NMDA受體的小鼠可以存活下來，但是會出現異常行為，社交和性交活動也都有問題。擁有百分之五十受體的小鼠可以存活下來，但是記憶力會有缺失，社交關係也會出現異常。

有了這項研究的支持，戴爾瑪醫生和他的同僚在二〇〇七年又發表了一篇論文，將這個新型的NMDA受體疾病昭告世人。這篇論文提到十二名具有相同神經學症狀的女性，這些症狀現在已經成了症候群。她們每個人都有畸胎瘤，都是年輕的女性。在這篇論文發表一年後，又有一百多個患者經診斷患了同樣的疾病；但並不是每個都有畸胎瘤，也不全都是年輕的女性（當中有些是男性，而且不乏孩童），這讓戴爾瑪更一頭栽入研究這個尚未命名的新疾病。

「為什麼不就叫它戴爾瑪氏症呢？」經常有人這樣問他。但他覺得「戴爾瑪氏症」聽起來不適合，況且現在也不流行用發現者的名字來為疾病命名了。「我覺得這樣做不是很恰當，不太謙虛。」他聳了聳肩。

在我成為紐約大學的病人時，戴爾瑪醫生已經又改良了他的方法，只要做兩個測試，就可以快速而正確的診斷出這個疾病。所以一收到我的樣本，他就立刻拿我的腦脊液進行檢驗。如果我得的也是抗NMDA受體自體免疫性腦炎，那就是自二〇〇七年以來，全球第兩百一十七個案例了。這讓人不禁要問：如果全球最好的醫院都要花這麼長的時間，才能走到這一步，那麼有多少患者是沒有接受適當治療，而是被當成精神病患，一輩子住在安養院或精神病院呢？

30 大黃 Rhubarb

在我住院二十五天，也就是做完切片的兩天後，醫生們認為既然有了初步診斷，或許應該先評估一下我目前的認知技能，把結果當成基準線，也可以說是支點或轉折點，來評估未來治療的進展。四月十五日下午，會有一個語言病理學家來看我，隔天還有一位神經心理學家會過來，他們將分別評估我的不同能力。

語言病理學家凱倫・真德爾（Karen Gendal）先問了我一些基本的問題，像是：「妳叫什麼名字？」、「妳幾歲？」、「妳是女生嗎？」、「妳住在加州嗎？」、「妳住在紐約嗎？」、「吃香蕉前要不要先剝皮？」之類。我回答得雖然緩慢，還是統統回答了。不過當她問我一些答案不是那麼直接的問題，像是：「妳為什麼在醫院？」我就無法回應了（說真的，醫生們也還不知道，不過我是連最簡單的答案都講不出來）。

給了幾個零零落落、不切重點的回答後，我終於說：「我沒有辦法把腦袋裡的東西說出來。」她點點頭；這是腦部受損，導致失語症的患者典型的反應。除此之外，我還有發音不良(dysarthria)的情形，這屬於臉部肌肉、喉嚨或聲帶無力造成的運動性言語障礙。

真德爾要我伸出舌頭。我的舌頭因為出力而顫抖，舌頭往兩邊活動的能力也變小了，正因為這樣，我沒有辦法清楚的發音。

「可以笑一下嗎？」

我試了，但是我的臉部肌肉實在沒力，做不出笑容。她寫下「低度警醒」(hypo-aroused)，意思是說我的精神不振，沒有完全的警覺性。我會說話，但是完全不帶任何情緒。

接著，她開始評估我的認知能力。她舉起她的筆，問道：「這是什麼？」

「匹——，」我回答。這種情形叫音素錯語症(*phonemic paraphasia*)，患者會以發音相似的字取代原本的字。同樣的，這在腦部受損程度像我這樣的患者也很常見。

她要我寫下自己的名字時，我好不容易才畫出了「S」，把它描了幾次後，我接著寫「U」，一樣也把它描了幾次。光是寫我的名字，就花了好幾分鐘。「好，現在請妳把這個句子寫出來：『今天天氣很好。』」

我把字母一一畫出來，每個都描過幾次，其中還拼錯了幾個字母。我的字體很糟糕，幾乎看不出寫什麼東西。

她記錄了她的觀察：「手術過後兩天，還很難判斷患者的溝通困難有哪些是語言障礙造成的，又有哪些是認知上造成的。患者先前在地方報社工作，是傑出的記者，由此可見她的溝通能力已經大不如前。」換句話說，現在的我和原來的我差別非常大，但是就當時的情況來看，還很難判斷我的溝通能力受損會持續多久。

隔天早上，神經心理學家克莉絲．莫里森（Chris Morrison）來了，她有一頭紅褐色的頭髮，帶點綠的淺褐色眼珠閃閃發亮。她要幫我做魏氏智能量表（Wechsler Abbreviated Scale of Intelligence）的測試。就像其他測試一樣，這個測試也用在診斷其他症狀，像是注意力缺乏、創傷性腦部受損等。她進病房的時候，我一點反應也沒有，她甚至不確定我有沒有見到她。

「妳叫什麼名字？」莫里森醫生爽朗的問道，接著又問了一些基本問題，我現在已經很熟悉這些問題了。接著，她要測試我的注意力、處理問題的能力和工作記憶。她把這些能力比喻成電腦的隨機存取記憶（RAM），「就像電腦一樣，看看妳一次可以打開幾個程式，可以把多少東西記在腦袋後，然後說出來。」

莫里森醫生給了我一組隨機的個位數字，接著要我重複說一次。以我的年紀和智力來看，我應該要記得七個數字，但我最多只能記得五個。

接著，她要測試我從「記憶庫」中提取字詞的能力。「我要請妳講出所有妳知道的水果和蔬菜，」她說道，並用計時器計時一分鐘。

「蘋果，」我開始說道。蘋果往往是大家想到的第一個水果，而且最近常浮現在我腦中。

「紅蘿蔔。」

「梨子。」

「香蕉。」

停頓。

「大黃」(rhubarb)。[28]

莫里森醫生聽到大黃時差點笑了出來。一分鐘過了，我只講得出五種蔬菜水果；正常人可以講超過二十個。莫里森醫生知道我認得的水果不只這些，只是沒有辦法從大腦提取出它們。

接著她給我看一些卡片，上面都是日常生活用品。十張卡片中，我只講得出五張卡片上的物品，忘了風箏、鉗子等怎麼說。感覺就像是那些字詞已經到嘴邊了，但我就是說不出來。

莫里森醫生接著又測試了我觀察並處理外界事物的能力。要對事物有正確的認知，必須仰賴多方的配合。例如看到一張書桌時，我們會注意到它的角都是成直角的，然後注意到它的顏色、對比、深度等；接著，將這些訊息全部都送到我們的記憶庫中，搜尋出相關的名詞或情緒（對一名記者來說，書桌可能會讓他聯想到有稿子逾期還沒有交，因而心生罪惡感）。首先，她要我比較幾個角的大小和形狀。我的分數是平均偏低，但是莫里森醫師認為足以進行更困難的挑戰，於是她給了我一組紅色和白色的積木，把它們放在我前面的托盤上，然後給我一張圖片，要我用這些積木排出圖片上的圖形，她則用計時器計時。

我盯著那些圖形，又看了看那些積木，動手排列組合，但是組合出來的圖形和圖片上的圖形毫不相干。我回過頭去看圖片上的圖形，重新再來過，依舊沒有起色，可是我卻不願意放棄。莫里森醫生在紀錄上寫下：「測試過程中態度冥頑。」我似乎認知到自己不可能完成這項任務，這讓我十分挫折。很顯然的，我各方面的功能雖然都損毀了，但是很清楚自己的機能大不如從前。

下一階段，莫里森醫生要我在方格紙上複製某個複雜的幾何圖形，但這對我來說實在太困難了，所以我的測試就此結束。我的情緒非常激動，莫里森醫生擔心再繼續做下去，只會讓我的心情更糟。雖然先前的測試指出我的認知能力不好，但是莫里森醫生發現，我其實很清楚自己衰退的能力。她在最後的總結上寫了「極力建議」做認知治療。

28〔譯註〕一種草本植物，莖可食用，通常會和其他水果一起熬煮，做為甜點餡料。

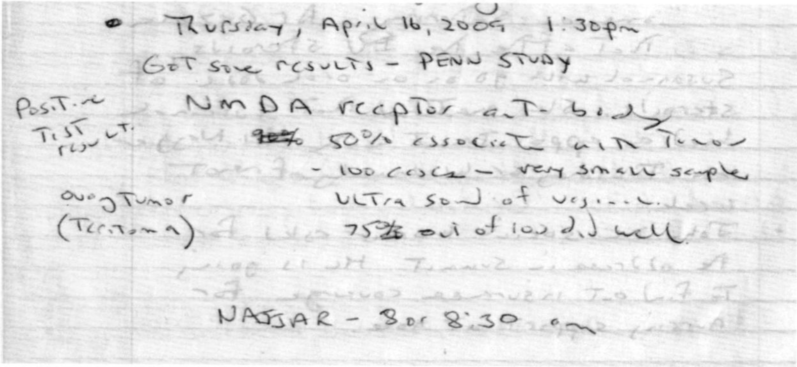
Thursday, April 16, 2009 1:30pm
Got some results – PENN STUDY
Positive test result
NMDA receptor antibody
50% associated with Tumor
– 100 cases – very small sample
ovary Tumor (Teratoma)
ULTRA sound of vagina
75% out of 100 did well
NAJJAR – 8 or 8:30 am

二〇〇九年四月十六日，星期二，下午一點半

有些新的結果——賓州大學的研究

NMDA受體抗體

百分之五十和腫瘤有關

陰道超音波檢查

百分之七十五的患者可以完全恢復健康

納加醫生——早上八點或八點半

31 真相大白 The Big Reveal

那天下午，就在我爸爸試著慫恿我玩一場紙牌時，羅索醫師和醫療小組的人來了。

「卡哈蘭先生，」她說道，「我們有些斬獲了。」

他把紙牌扔在地上，抓起他的筆記本。羅索醫生表示他們已經從戴爾瑪醫生那邊得到確診。她的話像是子彈似的，砰、砰、砰的射向我的父親：**NMDA**、**抗體**、**腫瘤**、**化療**。他幾乎跟不上她說的話，但是有一個關鍵他聽得很明白：我的免疫系統失去控制，將我的大腦當成攻擊對象了。

「對不起，」他打斷了醫生的連珠砲。「妳剛才說叫什麼？」

他用印刷體寫下了「NMDA」。

羅索醫生繼續解釋，抗NMDA受體腦炎的病程有好幾個階段，每個階段的表現都有很大的差異。有百分之七十的患者一開始只是出現頭痛、發燒、噁心、嘔吐等，讓人不以為意的類流感症狀，至於這些症狀是患者在一開始曾感染某種病毒造成的，或者是疾病本身具有的症狀，還有待研究。一般來說，流感症狀持續兩個星期後，就轉變成精神方面的問題，例如焦慮、失眠、恐懼、誇大妄想、宗教狂熱、狂躁、偏執等。由於是精神方面的症狀，所以大部分的病人會先找心理醫師檢查。有百分之七十五的患者會有癲癇的現象，這或許是件好事，因為這麼一來，患者就會轉而尋求神經學專家的協助。語言、記憶方面的問題在這時候也已經慢慢浮現了，但是往往因為大家把焦點放在精神症狀上，所以被忽略了。

我父親鬆了一口氣。雖然他還是沒有完全聽懂羅索醫生的解釋，但是至少它有個名字了。羅索醫生所說的每一個症狀都和我的狀況相符，包括臉部異常抽搐、咂嘴唇、吐舌頭、肢體動作僵硬等。另外，患者的身體自律系統也會出現問題，以致於血壓有可能過高或過低、心跳有可能過快或過慢等，這也和我的情形一樣。接下來，不用她多做解釋，我進入了僵直症的階段，同時也是病程進展的高峰，患者可能會呼吸困難、昏迷，甚至死亡。所幸，醫生及時阻攔了它的發展。

當羅索醫生開始解釋有哪些治療已經證實可以扭轉疾病的進程時，我父親幾乎要俯伏跪地，感謝起上帝了，不過羅索醫生也提到，雖然已經確診了，還是有許多大家不明白的地方。在確診之後，有百分之七十五的患者可以完全恢復健康，或是只有輕微的後遺症，但還是有百分之二十的患者始終沒有好轉，也有百分之四的患者因而死去。「輕微的」後遺症意味著將來的我，有可能和原來那個蘇珊娜不一樣。她可能不具幽默感、不會充滿活力，就連開車的方式也可能和原來的我不一樣。**輕微實在個含糊的詞。**

「我們發現百分之五十的患者，病因起自一種叫畸胎瘤的卵巢癌，至於另外百分之五十的患者病因仍不明，」羅索醫生繼續說道。

我爸爸帶著困惑看著她。**畸胎瘤是什麼東西呀？**

或許不知道對他來說還比較好。這種腫瘤是在一八〇〇年代末期發現的，一位德國醫生根據希臘文原意裡的怪物（*teraton*），把它取名為「畸胎瘤」（teratoma）。事實上，這種變態的囊腫在還沒有獲得命名以前，就已經頗受關注了。第一次的描述可以追溯到西元六百年前的巴比倫。這樣的變態組織可以小到要用顯微鏡才看得到，也可能大到像拳頭（甚至更大），上面長有毛髮、牙齒、骨頭，有時甚至還有眼睛、四肢和大腦組織。它們可以長在生殖器官、大腦、頭顱、舌頭和脖子，看起來像是個充滿膿液的毛球，就像八〇年代的恐怖電影《外星通緝者》（*Critters*）裡全身滿覆毛髮的怪物一樣。唯一的好消息是，雖然不是絕對，但這類腫瘤通常是良性的。

「我們必須經陰道做檢查，看看是不是有腫瘤，」羅索醫生說道。「另外我們也會檢查這會不會和她過去的黑色素瘤有關，如果是，我們將會做化學治療來清除它們。」

「化療？」我父親說道，希望是醫生講錯了，但是她沒有。

我爸爸朝我這兒看。我原本一直凝視著其他地方，彷彿他們之間的交談與我毫無關係，完全不知道事情有多嚴重。但是一聽到化療，我的胸膛開始劇烈的起伏，然後大大的嘆了一口氣。眼淚自我的臉頰流下。我爸爸從椅子上起身跑了過來，把我抱在懷裡。我沒說一句話，只是不停的哭泣。我爸爸輕輕搖著我，羅索醫生則靜靜的在一旁等候。他不知道我究竟是聽懂了他們的對話，或只是因為房間裡的氣氛改變了而情緒激動。

「我受不了了，」我哭著說，語調雖高，卻沒有情緒。「我會死在這裡。」

「我懂，我懂，」我爸爸說道。他把我的頭攬在懷裡，刺鼻的黏膠味自我的頭髮散出。

「我們一定會想辦法帶妳離開這裡。」

過了好一會兒，我才停止哭泣。我把頭枕在枕頭上，兩眼發直。羅索醫生小小聲的繼續解釋，「總之，這是個好消息，卡哈蘭先生。納加醫師認為蘇珊娜有機會恢復到百分之九十。」

「她會好起來？」

「看起來非常有機會。」

「我要回家，」我說道。

「我們會想辦法的，」羅索醫生微笑著回答我。

過去幾個星期來，我從一個惡名昭彰的難搞病人，變成了一個有趣的患者，許多醫生、實習生和住院醫師等，都想要一窺這位得了不知名怪病的女孩的真面目。現在，大家知道我得的是一種紐約大學附設醫院從來沒有出現過的病後，更是明目張膽了。和我年紀相差無幾的年輕醫師把我當成動物園裡的動物一樣觀賞，經驗較老道的醫生在說明我的狀況時，個個伸長脖子、對我品頭論足。第二天早上，我爸爸在餵我吃燕麥片和香蕉切片時，一群住院醫師和醫學院學生來到我的病房。帶頭的那名年輕人完全無視於我的存在，開始向那群菜鳥醫師介紹起我的病症。

「這個病例相當有趣，」他說道，現場有大約六名醫生。「她罹患的是抗ＮＭＤＡ受體自體免疫型腦炎。」

他們眉飛眼笑的聽著，有幾位甚至發出了「嗚」和「哇」的讚嘆聲。我爸爸咬牙切齒極力忍耐，告訴自己不要去理會他們。

「百分之五十的患者同時發現卵巢有畸胎瘤。如果是這種情況，醫生可能會切除患者的卵巢，以防萬一。」

觀看者紛紛點頭，我似乎聽懂了這件事，開始哭了起來。

我父親從椅子上赫然起身。這是他第一次聽說切除卵巢的事，但是他一點也不想要是出自於這個乳臭未乾的小子口裡。我爸爸是天生的鬥士，以他的年齡來說更是身強體壯（就算和其他年紀的人相比也是如此），他衝到那個瘦巴巴的年輕醫生面前，用手指指著他的臉。

「他媽的，你給我滾出去！現在就滾！」他震耳欲聾的聲音響徹整個病房。「不要再讓我見到你。給我滾！」

那位原先自信滿滿的年輕醫生突然像戰敗的公雞一樣，揮揮手，要其他實習醫生跟著他離開病房，連一句抱歉也沒說，落荒而逃。

「忘了妳剛才聽到的話，蘇珊娜，」我爸爸說道。「他們根本搞不清楚自己在說什麼。」

32 百分之九十
90 Percent

同一天還有一位皮膚科醫生過來，他要檢查我身上是否有黑色素瘤。因為我身上的痣很多，所以花了他三十分鐘的時間才檢查完。最後，他開心的宣布我的身上沒有黑色素瘤。晚上，他們帶我到二樓的放射科去做骨盆腔的超音波檢查，看看是否有畸胎瘤。

我醒了，雖然我沒睡著過。我曾經幻想過這一刻：我就要知道肚子裡的小寶寶性別了。有那麼一下子，我想著，「希望是個男孩。」但是那個想法很快就不見了，不管是男孩還是女孩，都好。我的肚皮感覺到檢測器的冰冷，一陣涼意從我的胸口往喉頭直竄。這和我想像的一模一樣。不，一點兒都不一樣。

骨盆腔的超音波檢查擾亂了我的情緒，所以我不願意繼續做侵入性較強的陰道超音波檢查。雖然這樣的檢查不夠完整，但依舊有好消息：醫生沒發現有畸胎瘤的跡象。

但是很矛盾的，這時候如果發現畸胎瘤反而是好消息，因為這樣的病人復原速度會比較快，至於是什麼原因導致這樣的結果，研究人員還在研究當中。

納加醫師隔天早上自己一個人過來，他先和我爸媽打了招呼，彷彿像老朋友見面一樣。現在知道我得的是什麼病，也知道我沒有畸胎瘤了，下一個步驟就是決定要怎麼樣治療了。萬一選錯治療方法，我可能永遠無法恢復健康。納加醫生說他徹頭徹尾的考慮了一整個晚上，半夜還嚇出一身冷汗醒過來，對著他的太太胡言亂語。最後，他選擇放手一搏，以免我的病情繼續惡化；我已經來到懸崖邊上了。他一邊訴說他的計畫，一邊拉著嘴角上的鬍鬚，完全沉浸在自己的思考中。

「我們先採取積極的類固醇治療、免疫球蛋白靜脈注射，再加上血漿清除，」他說道。雖然他看診時的態度非常好，但有時候他會以為病人可以像受過訓練的神經學專家一樣，聽得懂他說的行話。

「這些治療的作用是什麼呢？」我媽媽問道。

「這是一個三管齊下、滴水不漏的治療方式，」納加醫師說道。「我們要用類固醇來減緩身體的發炎反應，接著以血漿清除術洗去這些抗體，最後藉由免疫球蛋白注射，再一次減少並中和體內導致大腦生病的抗體，不給它們留下任何機會。」

「那她什麼時候可以回家？」我爸爸問道。

「依我看，她明天就可以出院了，」納加醫師回答。「類固醇是口服的，等到要做血漿置換或免疫球蛋白注射時，再回來就可以了。如果保險公司願意支付，也可以請護士到家裡進行治療。我相信做了這些治療後，蘇珊娜有機會恢復到百分之九十。」

雖然我不記得那些診斷內容，但是我爸媽告訴我，聽到這個消息時，我整個人都變了，很快便可以回家這件事，似乎給了我很大的鼓舞。羅索醫生在我的病歷表上寫了我變得「比較愉快」，說話能力也「有進步」。

回家。我就要回家了。

四月十八日，第二天早上，我終於出院了。我總共在醫院裡住了二十八天，許多護士，包括幫我洗澡的、幫我打鎮定劑的、餵我吃飯的，都紛紛過來跟我道別。護士們很少知道病人出了院後過得如何，而我當時的狀況還是很糟。一位個兒小、駝背的先生來到我的房間，拿了幾張紙給我媽媽。他已經幫我物色好了居家看護，還找到一家可以做復健的診所。我媽媽隨意翻了一下，就把紙條收起來了；這些事等晚一點再說吧。

我媽、我爸、艾倫、史提芬都在，還有我的大學同學琳賽也在前一晚從聖路易搭飛機過來了，他們幫忙我提東西——絨毛玩具、DVD、衣服、書和盥洗用具等，統統塞進了印有「患者物品」的透明塑膠袋裡；花和雜誌就留下來了。一名搬運人員協助我坐上輪椅，我媽媽幫我套上一雙平底鞋。我已經有一個月沒穿鞋子了。

前一天晚上，我爸爸做了一張感謝狀，謝謝護士們這陣子的協助，並並把它貼在電梯口：

謝謝

謹代表我們的女兒蘇珊娜．卡哈蘭感謝紐約大學醫學中心癲癇科的所有人員。我們在一個窘迫而絕望的情況下來到這裡尋求協助，謝謝你們以專業和熱情回應。蘇珊娜是優秀的女孩，她值得你們這樣的付出。我和她媽媽永遠欠你們一份人情。我不知道還有什麼工作比你們每天所做的更有意義。

羅娜．內克（Rhona Nack）

湯姆．卡哈蘭（Tom Cahalan）

我的預後還不明朗，估計可能只有「尚可」，沒有人能保證我可以達到理想狀態下的「百分之九十」，或是保有多少原來的我，但至少目前有了完善的安排。首先，我每隔一週的星期三要回來找納加醫師看診。第二，我會做正子掃描，取得身體的3D影像。這個造影技術和磁振造影或電腦斷層掃描不一樣，因為它還包含功能性的指標。第三，

我會接受認知與語言的復健，另外他們還會幫我安排一位二十四小時的看護。第四，我會服用口服類固醇、接受血漿置換治療，以及免疫球蛋白的靜脈注射。但是醫生們也都很清楚，就算這個病灶的進程已經有幾個月的時間，免疫抑制劑也都開始作用了，抗體還是可以很頑強，讓復原的速度永遠趕不上惡化的速度。

他們給我媽媽一個清單，上面列出了我必須服用的藥物：強體松；安定文，一種改善並預防僵直症的抗焦慮的藥物；抗精神病的哲思；抗癲癇的除癲達（Trileptal）；降血壓的拉貝他樂（Labetalol）；緩和安定文類固醇引起胃酸分泌的耐適恩（Nexium）；防止這些藥物造成便祕的軟便劑科拉切（Colace）。大家都心知肚明，即使服用了這麼多種藥物，採取了各種治療，我還有百分之四的死亡機率。醫生們確實幫我的病找到名字，也做了所有可以做的措施，但未來仍是一條漫長不明的路。

史提芬、琳賽和我一起坐進了艾倫的車。我入院的時間是三月初的冬天，轉眼已經是春天了。大家一路上都很沉默，艾倫開了收音機，轉到一個地方電台。琳賽轉過頭來，想要看我認不認得正在播放的歌。

「不要傷我的心，」男聲先開始。

「就算我想也辦不到，」女聲回應道。

這是我在聖路易念書時，到卡拉ＯＫ必點的歌。以我現在的情況看來，琳賽不認為我會記得。

但我開始隨著音樂點頭，手臂呈現不自然的彎曲。我前後擺動我的手肘，看起來就像在越野滑雪似的。我到底是癲癇發作了，還是在隨我喜歡的一首老歌擺動身體呢？琳賽完全看不出來。

33 回家 Homecoming

我媽媽的房子在那個春日看起來特別美麗，這就是我要回去的地方。庭院裡碧草如茵，園裡開滿了白色的杜鵑花、粉紫色的杜鵑花，以及黃色的水仙花。陽光照著老榆樹，在這棟殖民時期房舍的石鋪牆面與赭紅色大門上留下它的影姿，真是美極了；但是沒有人知道我是不是注意到了。艾倫把車開進車道，而我只是直視著前方，呆呆望著這個我稱為家的地方，嘴巴繼續嚼東西的動作。

我想做的第一件事，就是好好洗個澡。我的頭皮上還有些黏膠的碎屑，看起來就像一大塊一大塊的頭皮屑。手術時釘上的金屬訂書針也還在，所以洗的時候動作還不能太大。我媽媽說她可以幫我，但是我拒絕了，我決定這樣的小事自己來就好。

半個小時過後，琳賽上來看我在做什麼。她從門縫見到剛洗完澡的我正為了身上那件黑色連帽衣的拉鏈心急如焚；我坐在床沿，雙腿僵硬的掛在床邊，不管怎麼努力，就是沒有辦法把拉鏈的兩邊對上拉起。琳賽在外頭看了一會兒，不確定怎麼做好；她不想要敲門進來幫我拉上，因為她知道我不想像個小孩般被照顧。但是當她看到我放開拉鏈，無助的哭了起來後，她走進我的房間，在我旁邊坐了下來，「來，我幫妳，」然後俐落的拉起我的拉鏈。

那天晚上，史提芬煮了義大利麵，為我低調慶祝。艾倫和我媽媽都出去了，好讓我三個年輕人有些獨處的時間。知道我的病有個名字讓我媽媽放心了不少，她非常確定，最糟的時刻都已經過了。

晚餐過後，我們坐在後陽台。琳賽和史提芬小聊，我則繼續望著前方，完全沒有理會他們。但是在他們點了菸後，我突然不說一句話的回到屋內。

「她還好嗎？」琳賽問道。

「嗯，我想她還在適應。我們應該讓她有點時間獨處。」

他們一起抽菸。天知道他們還一起幹過什麼事。

我拿起家裡的電話。不知怎麼的，我突然想不起媽媽的電話，所以只好拿手機來查。

鈴，鈴，鈴，鈴。

「這是羅娜．內克。請在嘟聲後留言。」嘟。

「媽，」我小聲說道。「他要拋棄我，改和她在一起了。請妳趕快回來。請妳趕快回來阻止他們。」

我在屋裡踱步，然後從廚房的窗戶往外看。他也看到我了，並揮了揮手。他幹麼和一個生病的女生在一起呢？和我在一起對他有什麼好處？我看著揮手的他，心裡很清楚，我將永遠失去他了。

媽媽聽到我的留言後緊張了起來：我的精神病又發作了。納加醫師有時候很難聯絡上，所以她撥了阿爾斯蘭醫師的私人電話。阿爾斯蘭醫師認為我太早出院了，所以不是很放心，在我出院前一天把他的電話留給我媽媽。

「她又出現妄想症了，」她說道。「她覺得男朋友要和她最好的朋友在一起了。」

「我擔心她可能又回到精神病的狀態了。今天晚上把安定文的劑量加一倍，明天回來找我看看，」阿爾斯蘭醫師說道。但是就我的狀況而言，再次出現精神病的行為其實是病情好轉的表現，因為復原的過程往往和它的進程是反過來的順序：我先經過了精神病的狀態，才變成僵直症，現在得往回走，才會回復到正常。阿爾斯蘭醫師並沒有事先告訴我們這件事，原因是那時大家不知道會有這樣的發展。要再等兩年，戴爾瑪醫生才會發表文章探討這件事，大家也才普遍明白這個現象。

琳賽陪伴我的週末即將結束。我們共同的朋友傑夫（Jeff，在聖路易唱卡拉ＯＫ的夥伴）剛好有事要來紐約一趟，他們打算一起開十六個小時的車回聖路易。她告訴傑夫我家要怎麼走時，傑夫說他想見見我。琳賽警告他我不一樣了。

傑夫按了門鈴，我媽媽邀請他進來。當我緩慢的朝大門走過來，他立刻被我僵硬、空洞而愚蠢的笑容嚇到了。我的手臂微彎，姿勢像是用身體把門推開。他很緊張的回以微笑，問道：「妳還好嗎？」。

「毫烏——，」我回道，母音拉得長長的，花了幾秒鐘才講完這個字。我的嘴唇幾乎不動，但眼神卻很銳利，讓他以為我是不是想要藉著眼神跟他傳達什麼事。這一幕讓他聯想到一部殭屍片。

「很開心可以回家吧？」

「是伊啊——，」我回答，尾音拖得長長的。傑夫不知道該怎麼是好，於是把身體往前傾，擁抱著我，輕聲在我的耳邊說了：「蘇珊娜，我希望妳知道，我們都惦掛著妳、願意陪在妳身邊。」我想要回他一個擁抱，但是手臂彎不起來。

站在我們身後的琳賽目睹這一幕後，也要準備和我道別了。她不是個會裝腔作勢的人，也很少掉眼淚。待在我家這幾天，她一直表現出很堅強的樣子，沒出現過任何激動的情緒，但是她再也按捺不住了。

她把行李往地上一扔，給了我一個深情擁抱。突然間，我也哭了起來。

琳賽那天早晨離開了，不確定她那最要好的朋友會不會回來。

34 加州之夢 California Dreamin'

四月二十九日，出院還不到兩個星期，我回到紐約大學附設醫學院，準備接受另一個星期的血漿置換治療。我的症狀現在已經歸類在自體免疫型腦炎，不再屬於癲癇了，所以他們改把我安置在十七樓的神經科。這個部分的提許醫院（Tisch Hospital）和癲癇部門很不一樣，樓層沒有經過整修、房裡沒有平面電視、所有東西都髒髒舊舊的。這邊的病人也看起來比較老、比較衰弱，似乎也比較接近死亡。走道底的一間單人房裡住著一名年邁的老太太，整個下午不停喊著：「披薩！披薩！」我爸爸問護士怎麼回事，護士解釋說她喜歡星期五，因為星期五可以吃披薩。

我的室友是個很胖的黑人女生，叫黛柏拉．羅賓遜（Debra Robinson）。雖然她的主訴是糖尿病，但是醫生認為問題很可能源自大腸癌，只是還沒有找到證據。黛柏拉胖到沒有辦法下床去上廁所，大小便都是用便盆在床上解決，所以房裡偶爾會充斥著各種惡臭。她每次都會道歉，而且你很難討厭她，就連護士們也都很喜歡她。

血漿置換是經由一根直接插在我脖子上的導管進行的。「我的媽呀，」史提芬看到護士把針插進去時說道。針頭刺進去時，發出了「啪」的一聲。護士將導管的位置調整好，方向和我的脖子垂直，然後用厚厚的膠帶把它固定住。這根導管讓人很不舒服，膠帶也在我的皮膚上留下了紅紅的痕跡，但是長達一個星期的療程也只能忍耐了。

血漿置換術的想法源自於一八〇〇年代晚期的一家瑞典乳製奶油工廠，工人利用一台分離機來分離凝乳和乳清。科學家從這台簡單的機器獲得靈感，於是把它用來分離血液中的血球（包括紅血球、白血球和血小板）和血漿（除去血球細胞後的黃色液體，內含抗體）。血液會通過長得像脫水機的細胞分離器，轉動後，便可以將血漿和血球分開來。接下來，還要以一種含有蛋白質，但不含抗體的液體來取代失去的血漿，將血球再送回體內。這麼做的目的是要移除我體內的致病抗體。每一次置換的時間大該是三個小時，我總共得做五次。

這一次，朋友們隨時可以來看我，而且他們還依約帶來了我想要的東西：漢娜帶了些雜誌；我的高中同學珍（Jen）帶了裸麥貝果、奶油和番茄；凱蒂帶來的是無糖可樂。

住院第四天時，安琪拉來了，她還是沒有辦法接受我的模樣。回去後，她寫信告訴保羅說我看起來「蒼白、消瘦、精神恍惚……很可怕」。我顯然還有好長的一段路要走。

住院的最後一個晚上，我的室友黛柏拉有消息了：她確實罹患了大腸癌，所幸發現得早。一群護士過來為她慶祝，還為她禱告。我知道她的感受，知道自己究竟生了什麼病是很重要的。她們禱告的時候，黛柏拉一再重複說著：「上帝是美好的，上帝是美好的。」

準備關燈睡覺時，我覺得非得跟黛柏拉說個什麼不可。

「黛柏拉？」

「怎麼了，親愛的？」

「黛柏拉，上帝是美好的，上帝是美好的。」

隔天早上我再度辦理出院。史提芬用艾倫的車帶我在薩米特附近繞了一下。我們經過了一間戒毒中心（這裡曾經是一家叫「美好橡樹」（Fair Oaks）的精神病院）、一個中學生的曲棍球場（我曾在那裡擔任守門員），以及第五十一特區（Area 51），這是薩米特郊區的一棟房子，我和史提芬曾有朋友住那兒，那是我們開趴的地方。紅燈時，史提芬打開音響，悠揚的西班牙吉他琴聲從喇叭流瀉而出。

「葉子轉黃，天空灰了。我在冬日裡散步。」他認得這首歌，這是他相當喜歡的歌，聽到這首歌讓他勾起童年的回憶，小時候，他媽媽載著他出去辦事情時，車上播的就是「媽媽和爸爸合唱團」（Mamas and the Papas）的歌。「我停下腳步，進了一間教堂。穿過走道後我屈膝跪下，開始禱告。」

彷彿講好似的，史提芬和我不約而同的唱起副歌「冬日裡的加州之夢！」在那一瞬間，史提芬驚奇而喜悅的轉過頭來瞥了我一眼。終於，他見到他等了好幾個星期的證據：我確實還在。

我當時只有一種最原始的存在感，
或許是一切生靈在冥冥之中都萌動著的一種感覺；
我比穴居時代的人更無牽無掛；
然而，記憶猶如從天而降的救星，把我從虛空中解救出來：
起先我倒還沒有想起我身在何處，
只憶及我以前住過的地方，或是我現在可能在的地方；
如果沒有記憶助我一臂之力，
我獨自萬萬不能從冥冥中脫身。[29]

——馬賽爾．普魯斯特

《追憶似水年華第一部：在斯萬家那邊》

Swann's Way: In Search of Lost Time

29〔譯註〕本段翻譯出自聯經出版社的《追憶似水年華》全新校訂書盒典藏版。

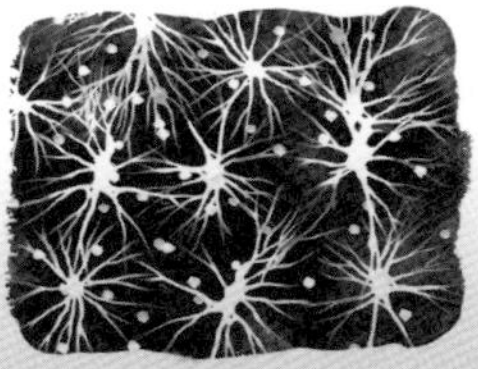

第三部　追憶似水年華

IN SEARCH OF LOST TIME

35 影片 The Videotape

我把一張上面標有「蘇珊娜・卡哈蘭」的銀色ＤＶＤ放進播放機。影片開始了。螢幕中央的我正朝著攝影鏡頭看。身上的病人服從左邊肩膀滑下，頭髮又亂又髒。

「拜託，」我用嘴形示意。

螢幕裡的我直視前方，像個雕像般僵硬的躺著，唯一背叛那內在狂躁和恐懼的，只有我的眼睛。它們突然轉向攝影機，轉向現在的我。

很少人有機會用相機或攝影機捕捉自己害怕的模樣。但是我現在看到了，影片中的我像是和死神面對面。我從沒有見過自己如此失控、如此六神無主。那樣的畫面教人不寒而顫。赤裸裸的驚恐固然讓人渾身不舒服，但是真正讓我不安的，是當時那樣明顯、那樣真實的恐懼現在竟然完全消失了。影片中那個驚嚇不已的人，對我來說就像陌生人一樣，我完全無法想像如果**我是她**的話，會是什麼樣的心情。要不是有這些影片留下的證據，我實在不敢相信自己可以瘋狂和痛苦成這個樣子。

影片中的我躲到被單下，手指的關節因為太用力抓著毯子而失去血色。

「拜託，」影片中的我再度呼求。

或許，我可以對她伸出援手。

36 絨毛玩具 Stuffed Animals

「變成完全不同的人是什麼感覺？」有人這麼問我。這是個難以回答的問題，因為在那段黑暗的日子裡，我毫無自我意識，也沒有思考能力，沒有辦法清楚的說：「這個是現在的我，那個是過去的我。」但是剛出院後那幾個星期的片段，我倒還依稀記得。那大概是我最能用來描述和自己脫節是什麼感受的記憶了。

出院後沒幾天，我和史提芬開車前往新澤西州的查塔姆（Chatham），去拜訪他的姊姊瑞秋（Rachael）。我還記得穿過綠樹成蔭的郊區街道時，從副駕駛座看出去的景色。我盯著窗外看，史提芬則騰出一隻手來握住我的手。對於我重回真實世界，他和我一樣緊張。

「火雞很好吃，」車子轉入屋子前的車道時，我天外飛來一筆的說道。我要說的是，住院的時候，史提芬把他們家復活節剩下的烤火雞帶到醫院給我吃那件事。他忍不住笑了，我也笑了，雖然我不是很確定笑點在哪裡。

史提芬把車停在小柴房旁的籃球框下。我伸手想要開門，但我的小肌肉還不是很靈活，沒法打開，史提芬於是繞過來幫我開門，並扶我下車。

史提芬的姐姐瑞秋和布麗姬（Bridget），還有他們的孩子艾頓（Aiden）、葛瑞絲（Grace）和奧黛麗（Audrey）都在院子裡等著我們。他們已經聽說我的事了，但都只是片片斷斷的，史提芬當時很難過，沒把事情很完整的告訴他們，所以他們沒有做好心理準備。

布麗姬一看到我就嚇壞了。我披頭散髮的，做切片留下來那塊紅色的頭皮還裸露在外，把皮膚接合起來的金屬訂書針也還留著。我的眼瞼上有黃色結痂覆蓋在上面。我的步伐搖晃，手臂僵直的往外伸，眼睛雖然是張開的，目光卻顯得呆滯。我原本就知道自己和以前不一樣，但是萬萬沒有想到，會讓過去認識我的人那麼樣震驚。復原過程中，類似的情況一再發生，每次回想起那些時候，我就巴不得可以像個守護天使一樣，飛身過來，緊緊保護著我這迷失而難過的分身。

布麗姬告訴自己不要盯著我看，也不要露出緊張的神情，免得我察覺。但愈是這麼想，愈讓她手足無措。瑞秋和我曾經在她女兒的一歲生日派對上見過面。那是去年十月的事，當時的我非常活潑、健談，和史提芬過去結交的女友不一樣，我一點也沒有因為他們家人關係親密而心生畏懼。我的改變太大了，就像蜂鳥變成了樹懶那麼大。

奧黛麗和葛瑞絲年紀小，所以沒注意事情不對勁，但是快滿六歲的艾頓離我離得遠遠的，這個蘇珊娜顯然和幾個月前那個會陪他嬉鬧玩耍的蘇珊娜，很不一樣（他事後告訴他媽媽，我讓他想起那個經常出現在圖書館的精神病患。即使不是很清醒，我還是可以感受到他神情不安，只不過我想不透他為什麼看起來那麼害怕）。

我們都還站在車道上，史提芬便開始發禮物了。出院後，我不得不把住院時那些親朋好友送的絨毛玩具分送給人。我很感謝大家送我這些禮物，但是它們讓我覺得自己像個小孩一樣，所以我想要切割，於是就把那些玩偶當成禮物送給孩子們。艾頓很快的說了謝謝，然後就躲到媽媽的身後去，兩個小女生摟著我的大腿，高聲說了：「謝謝！」

這個最初的記憶，也是我和世界重新接軌的第一個互動，歷時大約五分鐘。史提芬把禮物分送完後，氣氛頓時冷了下來，大家一方面要想辦法讓這個沒什麼內容的談話持續下去，一方面又要花心思去忽略我這隻粉紅色的大象。我以後就只能這樣了嗎？過去遇到冷場的時候，我總是那個找話題炒熱氣氛的人，但是今天的我無能為力，只是靜靜的、面無表情的站在那兒，亟欲逃離這個令人難受的家族聚會。

史提芬很快就意識到我不自在，他把手放在我的腰後，把我帶回安全的車上，然後開車回家，回到我的庇護所去。那次的碰面歷程雖然短暫、也沒有什麼重大事情發生，卻是初期復原過程中，深深烙印在我腦海的關鍵時刻，從這裡就可以知道，眼前這條復原之路對我來說，將有多麼艱辛與漫長。

同一段時期，還有另一場相見的過程讓我印象深刻，那就是出院後，第一次和我弟弟見面時。我的生命完全翻轉時，詹姆斯在匹茲堡大學過著新鮮人的日子。他一直想要回來看我，但是我爸媽堅持要他等到大一結束後再回來。學期一結束，我爸爸就開車到匹茲堡去接他回家，六個小時的車程中，我爸爸把過去幾個月以來發生的事都告訴他了。

「詹姆斯，你要有心理準備，」我爸爸警告他。「整件事情令人震驚，但是我們必須試著往好的方向看。」

他們抵達的時候，我正好和史提芬出去了。我爸爸放詹姆斯在門口下車。雖說我爸和我媽的關係比以前好很多了，但還沒有好到可以進對方家裡。詹姆斯一邊看洋基隊的比賽，一邊忐忑不安的等我回來。聽到後門打開的聲音時，他立刻從沙發上跳了起來。

他告訴我，他永遠忘不了我從門口走進來時的模樣。我戴著一副過大的眼鏡，鏡片上滿是刮痕，上身的白色毛衣大得誇張，下身的黑色蓬裙也顯突兀。我的臉圓腫變形，教人認不出來。在史提芬的攙扶下，我搖搖晃晃的走上門前的階梯，彷彿一下子老了五十歲，又像是一下子少了十五歲，既像個忘了拄拐杖的老太太，又像剛學會走路的孩子。他注視了我好一會兒後，我才注意到他在。

我這一頭的震撼一點兒也不輸給他。一直以來，詹姆斯都是我的小弟弟，但是他竟在一夕之間長成了大人，滿臉的鬍渣、寬厚的肩膀。他看著我的眼神既驚訝又充滿同情，讓我差點就跪了下來。看到他的表情之後，我才意識到自己病得有多重。也許，是姊弟間的手足之情讓我體認到這一點，又或許，是因為我一直以他的長輩自居，把他當成是在我監護之下的孩子，但是很明顯的，我們的角色互換了。

我還在門口躊躇不定時，詹姆斯和我媽媽就跑過來擁抱我。我們都哭了，嘴裡輕聲的對彼此說道：「我愛你。」

37 我心狂野 Wild at Heart

不需要看醫生時，我父母會讓我自己走去薩米特老市區的星巴克喝咖啡，但是他們還不敢讓我單獨坐火車去新澤西看史提芬，所以大部分的時候都是詹姆斯載我去的。

回家一個星期左右後，詹姆斯才比較適應我這個抑鬱而且搞不清楚狀況的姐姐。我自認在過去的生命中，對詹姆斯有很重要的影響。我是那個寄嗆紅辣椒合唱團（Red Hot Chili Peppers）CD給他的人，介紹他聽電台司令樂團（Radiohead）的人，大衛・拜恩（David Byrne）到匹茲堡表演時我還買門票給他。但現在，反倒是他在介紹新事物給我。他滔滔不絕的說著該聽的歌、該看的電影，我一句話也插不上。

雖然我不是個好玩伴，但詹姆斯還是花了許多時間陪我。他晚上在家裡附近的餐廳打工，一有空，就會載我到冰淇淋店吃冰淇淋。那段時間，我特別偏好薄荷巧克力口味的冰淇淋，而且上面還要撒上些巧克力。在那個莫名的春天和夏天，我至少這麼吃了三十次，有時候甚至一天會去報到兩次。下午的時間，我們經常一起看《六人行》（*Friends*）。

我之前並不特別喜歡這部電視劇，後來卻上癮了。詹姆斯仍然不喜歡。看得開懷大笑時，我會用手遮住嘴巴，但是往往一放上去就忘了拿下來，要過了幾分鐘後，才會無意識的把它們放下。

有一天，我請詹姆斯帶我到城裡給人修指甲，好準備參加吉賽兒的兒子的婚禮。我告訴詹姆斯，我大概一個小時後會打電話給他。那天，我爸爸剛好從布魯克林來看我，發現都已經兩個小時了，我還是一點消息也沒有（因為去修指甲前，我先到星巴克喝了咖啡，所以才花了那麼久），於是大家開始著急了。他們在整個市區做了地毯式的搜尋，直到我爸爸在金的美甲工作室（Kim's Nail Salon）發現我。

他從美容院暗暗的玻璃窗戶看進去，我正坐在一張按摩椅上，一副失魂落魄的樣子。我茫然的看著前方，像是張著眼睛在睡覺一樣，嘴角還留了一灘口水。幾個人稱「薩米特媽媽」的中年婦女正朝我這邊使眼色，彷彿是在告訴彼此「看那個怪怪的女孩」。我爸爸看了非常的生氣，氣到得先暫時離開現場，到隔壁店門口稍微平復一下情緒。過了一會兒後，他才深吸了一口氣，帶著笑容走進美容院，大聲的說：「蘇珊娜，原來妳在這裡。我們到處找不到妳！」

同一個星期，我媽媽也請了一天假，她提議我們一起上曼哈頓去買鞋。我自顧在上東城一家鞋店挑選平底鞋時，店員過來和我媽說話。

「噢，她好乖、好安靜喔，真是個好女孩，」很明顯的，這名女店員以為我的智力有問題，自以為是的給了評價。

「不，她一點也不乖，」我媽媽為我打抱不平的呵斥。還好，我沒有注意聽她們接下來的談話。

搭火車回家時，我靠在媽媽的肩上睡著了；藥物的作用，還有大腦復原時消耗的精力讓我身心俱疲，很難專注在表現正常的行為。

到了薩米特，要走下火車月台時，我聽到有人叫我。我決定不理會那個聲音，一來是我仍舊沒有辦法很確定哪些聲音是真的、哪些是我假想的，再者，我現在最不想要的，就是遇到認識的人。但是第二次聽到那個聲音時，我轉過頭了，我高中時期的朋友克莉絲蒂（Kristy）已經朝著我們走過來了。

「嗨，克莉絲蒂。」我盡量提高音量，並展現出自信，但是發出來的聲音卻有氣無力的。我媽媽注意到了，於是開始代替我發言。

「我們剛去城裡逛街，買了幾雙鞋子，」她指著我們手上的購物袋說道。

「真好，」克莉絲蒂出於禮貌的微笑說道。她聽說過我生病的事，但是完全不知道出問題的是大腦，還以為是腿斷掉之類的。「妳還好嗎？」

我努力的要展現出原本個性裡健談的那一面，卻陷入一片空白。我的內在生命已經離我而去，現在的我一團亂，連一場輕鬆的對話都喚不出來，腦海裡唯一意識到的，只有我紅窘的臉，和汗水淋漓的腋下。我這時才發現，懂得與人交際是多麼重要的技能。

「好嗚——。」我像是嘴巴裡塞滿了棋子似的，拖著長長的尾音回答她，接著繼續在無止盡的空白裡尋找可以說的話。說個什麼吧！我的思緒大喊，但大腦還是沒有給我任何回應。在無聲中，我感覺到陽光打在我的肩膀上。克莉絲蒂以充滿關切的眼神看著我，一陣尷尬後，她解釋說她要遲到了。

「嗯，很開心見到妳，」她揮揮手，在轉身離去時這麼說道。

我點了頭，看著她從車站的大門穿身而過，幾乎當場崩潰。我不懂當時的我為什麼會那般無助，這和在精神病發作的巔峰期那位高高在上、頤指氣使的我相比，簡直是天壤之別。我媽媽了解這對我的靈魂是多麼致命的一擊，她牽起我的手，領我下車。

儘管我的行為依舊讓人傷神，但是就像史提芬一樣，詹姆斯偶爾也會在我身上發現「以前的蘇珊娜」綻露出來的光芒。大家都堅持著信念，等待我恢復正常的那一刻。有一天晚上，漢娜過來看我。我們一起坐在客廳裡看我最喜歡的導演——大衛・林區（David

Lynch）執導的《藍絲絨》（*Blue Velvet*）。電影的前十五分鐘，詹姆斯和漢娜不斷嘲笑演員的演技很差。我沒有插話，但是過了一會兒後，他們已經轉移到下一個話題時，我突然打斷他們，說：「是故意的。演技不好是故意的。那就是大衛．林區的風格。在《我心狂野》（*Wild at Heart*）就好多了。」

詹姆斯和漢娜完全無語，只是認真的點著頭。雖然他們兩人那晚沒有再討論這件事，但事後都同意，那次的事件再次證明，原來的我還完好如初，只是暫時被埋在某個地方而已。

38 六人行 Friends

除了走路去星巴克、看《六人行》和開車去冰淇淋店，我大部分的時間都像隻等著主人回家一起去散步的小狗一樣，殷勤盼望史提芬搭通勤火車來薩米特找我。我不能開車，所以都是我媽媽、艾倫或詹姆斯載我去車站接他的。一天下午，我和媽媽坐在車裡等他時，我媽媽突然指著某個人，說：「他來了！他看起來好不一樣！」

「在哪裡？」我問道，眼睛在人群中搜索，一直等史提芬走到我旁邊的窗戶了，我才認出他來。他把鬍子剃掉，還把原本蓬鬆、半長的頭髮剪了，換了一個四〇年代的短髮，整齊的往後梳得油亮，看起來比以前更加帥氣。看著他進到車子，我突然有一種近乎疼痛的感動，我去哪裡找了一個這麼無私、這麼忠誠的男人？並不是說我從來沒想到這件事，只是在那一刻，我再也按捺不住對他深深的愛。他不僅對我不離不棄，還在我生命最大的難關給了我安全感，給了我活著的意義。我不知道問過他幾百次，為什麼他要留下來，他給我的答案總是一樣：「因為我愛妳，因為我想要留下來，因為我知道原來的妳還在。」不管我被破壞到多麼支離破碎，他的愛都足以讓他依舊見到藏在裡面的我。

雖然他宣稱可以見到原來的我，但是大部分的人都覺得很難想像。幾天後，跟我非常要好的朋友，史提芬也認識的布萊恩從德州的奧斯汀（Austin）回來度假，他媽媽幫他辦了派對，我和史提芬答應要過去。到布萊恩的媽媽家時，大家都在後院烤肉，老老少少都有，吃漢堡的吃漢堡、玩球的人玩球、聊天的人聊天。就像和史提芬的姊姊見面那次一樣，我頓時覺得派對上的空氣好像被抽光了，大家的眼睛不約而同的轉向了那個生病的女孩。但事實上，這些都是我自己想像的，很少人知道我生病的事，大部分的人甚至和我素未謀面。儘管如此，我還是認為大家的焦點都在我身上，而且是極端負面的焦點。

不過，事後有朋友告訴我，我那天開心到有點反常，我的笑容很大，但是很假。或許，那是我為了掩飾恐懼而戴上的面具，一種自我保護的裝備。

派對上，幾乎沒有人問起我住院的事，但是知道這件事的人看我的眼光確實有別於以往，似乎對於發生在我身上的事，不管他們知道的是多是少，都感到很遺憾。對這些朋友來說，真正的我像是憑空消失了，取而代之的是這個蘇珊娜的替身，提醒著他們真正的蘇珊娜曾經存在過。我的思緒不斷纏繞在這樣的問題上：他們有聽說我住院的事嗎？他們知道我發瘋的事嗎？我發現自己沒辦法與人互動，只能盯著人看，一句話也說不出來。最後，我決定不再嘗試，就專心的吃那甜美多汁的西瓜和碳烤漢堡。

而且我有我的守護天使，人稱「蘇珊娜通靈者」的史提芬。他永遠知道我想說，但是沒說出口的是什麼。派對上，他一直待在我身邊，沒有讓我離開過他的視線。不知情的人過來和我說話時，他就出面主導談話內容，這可不是那個平常悠哉悠哉、走加州休閒風的史提芬會做的事，但是現在時非我予了。我沒辦法回話的時候，他就會挺身而出，就像我那蠟像般的笑容一樣，史提芬成了我的另一層保護裝備。

一個叫柯琳（Colleen）的老朋友從史提芬的姊姊布莉姬那兒，聽說了我住院的事。她注意到我吃西瓜的時候，西瓜汁從我的下巴流了下來，還滴到裙子。她不知道該不該告訴我，一方面不想要讓我覺得不好意思，但也不想讓我看起來像個傻傻的孩子。還好，在她決定好要怎麼做之前，史提芬就注意到，並幫我把下巴上的西瓜汁擦掉了。

一個小時過後，我看了史提芬一眼，他心有靈犀的點了點頭，知道該走了。

第二次的社交經驗發生在五月的最後一個星期，吉賽兒的兒子大衛的婚禮。我原本要當伴娘的，而且生病前才剛買了禮服。但是出院後，新娘很委婉的告訴我，或許我不參與婚禮會比較好。

我當時認為，想當然爾，一定是怕我會讓她丟臉。

我後來知道她這麼做其實是為我好，不想我出糗，只不過當時的我再次確認自己是個負擔。

我一直是個受歡迎的人，生病前，史提芬和我還曾經在某個人的婚禮上被選為「最有趣的伴侶」，但是現在的我卻成了羞恥。這件事刺痛了我，更嚴重打擊了我幾個月以來持續潰決的自我價值。

於是，我下定決心要證明給她，還有所有參與婚禮的人看，讓大家知道我還是「很有魅力」的。我用直髮棒把頭髮拉直，大腦切片留下來的疤痕也用頭髮遮住了。然後，換上一件泡泡糖粉紅的洋裝，史提芬穿的是摩得風（mod-style）的西裝，配上窄版領帶。距離瑞秋家的那次聚會只有一個月，我希望藉由參加這場婚禮來證明，我的復原又向前邁進了一大步。我的外表或行為已經不再明顯不對勁了，但是那張服用類固醇造成的月亮臉還在，說話也依舊支吾其詞，大部分時候講的句子都非常簡短。但是若不仔細看，史提芬和我看起來和一般摩登的情侶沒有兩樣。

婚禮在紐約州哈德遜河谷（Hudson Valley）的一處莊園舉行。莊園的大門上葡萄枝藤垂吊，放眼所及盡是盛開的野花。史提芬和我有大半的時間都是站在臨時搭建的廚房旁，外燴人員端著開胃小菜進進出出。不知道是不是類固醇產生的副作用，我的食慾特好。

婚禮前，我媽媽要我答應她，那天晚上只喝一杯酒。我翻白眼答應了，結果還是喝了好幾杯香檳。如果說這場病還確認了什麼事，那就是我的固執、我的牛脾氣，不管你怎麼稱呼它都好。我的大腦還在自我修復中，服用抗精神藥物時喝酒更是不智之舉，但我還是堅持要喝，完全不管這麼做可能會導致自我毀滅，只在乎這麼做可以讓我覺得自己更像那個「正常」的蘇珊娜。如果之前那個蘇珊娜會在晚餐時喝一、兩杯酒，那麼我這個蘇珊娜也要。我沒辦法閱讀、沒辦法聊天，也沒辦法開車，但就是該死的想要在這場婚禮上喝幾杯香檳。我媽媽想要阻止我胡來，但她也知道阻止不了我，我就是要隨自己高興做事。對我來說，喝酒代表獨立的行為，我不想要周圍的人連我僅存的一點尊嚴都剝奪了。

〈你鼓舞了我，小黃花〉（Build Me Up Buttercup）的旋律響起時，我甚至和史提芬跳了支舞。我在舞池裡搖擺，不理會小腿在疼痛，也不管自己是否容易疲憊（事後，我才從我繼母的家人得知，我那天的舞姿與其說是專業，不如說像是個機器人）。

即使我努力想擺出一派輕鬆、滿不在乎的樣子，我還是對周圍的人看待我的態度異常敏感。畢竟是家庭活動，所以每個人開口第一句話都是：「妳好嗎？」這對當時的我來說，還是個沒有答案的問題。這還不是最糟的。最令我受不了的，是故作熱情、或是刻意放慢說話速度，把我當成小孩子或老人家對待。這麼做是很缺德的，但我怪不了他們，因為完全沒有人知道我的腦袋裡現在是怎麼一回事。

倒是我媽媽，看到我能夠盡情享受讓她很開心，她在一旁靜靜的細瞧著我，直到一名參加婚禮的客人打斷了她的思緒。

「蘇珊娜的事真是讓人太遺憾了，」那名女士說道，然後給我媽媽一個擁抱。我媽媽並不喜歡與陌生人有身體接觸。

「謝謝妳，」她回應，一邊還留意著我的狀況。

「真的是令人難過。她完全不一樣，完全失去過去的機靈了。」她的這句話足以讓我媽媽把目光從舞池移開，狠狠的瞪著她。我們遇過太多白目的人了，但是再也沒有比這個人糟的。「我的意思是說，」她繼續說道，「她不可能恢復到以前的模樣吧？」

我媽媽把身上那件一樣也是粉紅色的洋裝整理了一下，切切的說：「她非常的好。」然後丟下那位女士，揚長而去。

39 正常範圍之內
Within Normal Limits

雖然我的狀況進步不少，但是有很長一段時間，我的生活受制於每天得吃六次那些五彩繽紛的藥丸。每個星期，我媽媽都要花上一個小時，把這些藥分裝到一個像鞋盒蓋那麼大的藥盒裡。因為藥劑量十分複雜，而且經常調整，她常常得試個幾次，才能正確分配所有藥品。藥盒上有黃色、粉紅色、藍色和綠色的區塊，一天一欄，共有七欄，每欄有四格，分別是早上、中午、傍晚、睡前。我的生活完全受這個藥盒牽制。

這些藥丸的依賴意味著我無法獨立，所以我對它們很反感。它們除了讓已經住在媽媽家的我覺得自己更像小孩子外，還會讓我想睡、反應遲鈍。有時候，我會故意忘了吃藥（這非常危險），但是我還沒有精明到把沒有吃的藥偷偷扔了，所以證據就留在藥盒裡。這件事讓我媽媽非常火大，把我當小孩子般斥責。因著各種原因，住在媽媽家那段時期，我總是把藥丸，以及因為它們引起的爭吵和媽媽聯想在一塊。從現實層面來看，我需要她來幫我把藥丸分好，因為這件事對那時候的我太難了。但是從心理層面來看，她和這些藥丸一樣，都象徵著我無可救藥的依賴。現在回想起來，我當時對她真的非常殘忍。

「今天還好嗎？」在檢察官辦公室工作了一天後，她拖著疲憊的身體回到家。

「好，」我冷冷的回答，沒多做解釋。

「妳今天做了什麼事嗎？」

「沒。」

「今天感覺如何呢？」

「還好。」

每次想起當時的互動情形就讓我羞愧不已。我和媽媽向來形影不離，我可以想像她當時有多麼受傷。我挾帶著某種針對她而來的怨氣，現在想想，那些原因實在是沒有意義。雖然我對住院的事印象很模糊，但是那段時間遺留下來的怨氣還藏在我的潛意識裡。我不知道為什麼會覺得她在醫院陪我的時間不夠多，因為這樣的指控既不公平，也不正確。在某個程度上，她以為被她藏匿起來的痛苦正不知不覺的加諸在我的身上。更糟的是，她的苦難並沒有因為我出院而結束，相反的，她現在得和這個帶著惡意的陌生人同住，而這個陌生人不但是她的親生女兒，還曾是她最要好的朋友。她承受的痛苦絕對不亞於我，但我沒有展現出一絲同情，反而把她的痛苦當成對我的侮辱，認為這代表她無法接受因為生病而有缺陷的我。

她經常對艾倫傾訴心情，但是不曾把這些事告訴我爸爸。我可以理解這事。他們兩人談話時，內容都僅止於我的現況，很少會提到個人的事，或是閒聊。

我每兩個星期會去看納加醫師一次，所以他們兩個人會在這個時候碰面。納加醫師已經把我的類固醇藥量逐漸調降了；阿爾斯蘭醫生也依著類固醇的藥量，將我的抗精神與抗焦慮藥量一併往下調。這些看診的日子總是令人心情愉悅，因著我穩定進步，我爸媽的互動也似乎一次比一次好。

阿爾斯蘭醫師每次都會問同一個問題，「滿分是一百分的話，妳給自己打幾分呢？」信心滿滿時，我會回答：「九十分。」特別有自信時，則回答：「九十五分。」唯一透露我內心的不確定的，就只有那羞赧而泛紅暈的臉。

我爸爸永遠順著我的意思，就算他不同意也不會多說一句。但是我媽媽則會客氣的插話：「我倒覺得比較像是八十分。」她事後告訴我，有時連八十分都是高估了。

復原顯然是一個相對性的過程（必須要考慮到患者最初的光景），我們很快就要到紐約大學的洛斯克康復醫學中心（Rusk Institute of Rehabilitation Medicine）進行兩個評估測試，看看專家們怎麼說。我對於這件事很擔心害怕。我確實比較好了，但我不想再一次證實自己還是能力不足，連一些簡單的任務都無法完成。可是我媽媽很堅持要這麼做。

我因為身體疲憊，測試進行得並不順利，所以不太記得第一個部分的測試做了些什麼，只記得那位心理學家有著大而友善的眼睛。做第二部分的測試時，我爸媽帶我到洛斯克中心的三一五號房，接著同一位心理學專家希拉蕊・伯帝胥（Hilary Bertisch）把我帶進她的診間，我爸媽則在等候區等我。伯帝胥醫生事後告訴我，雖然我看起來有明顯的復原，但是和外在的世界依舊沒有完全搭上線，我對她的指示反應非常緩慢，有時候她甚至懷疑我有沒有聽到她說的話。她認為我的狀況有點像是思覺失調症的負性症狀：缺乏表情、眼神茫然、缺乏感受，說話語調呆板、用字簡短。

伯帝胥醫師也評估了我的專注力和記憶力。我們做了一個刪去字母的測試，她會給我一篇報紙的文章，我必須刪除內容裡特定的詞或字母。首先，她要我把文章中所有的h都打叉叉。我全部都找出來了，總共花了九十四秒，算是受損邊緣。接著，她要我把所有的c和e打叉叉。我花了一百一十四秒，漏掉了四個字母，一樣在受損邊緣。最後，也是測試中最難的部分，她要我找出那頁報紙中所有的and、but和the。我一直搞不清楚狀況，忘了要圈哪幾個字。一百七十三個字中，我漏掉了二十五個；只要超過十五個就算是「嚴重受損」。所以說，我的速度、正確程度和專注力都很悲慘。

接下來，她評估了我的記憶力，看我的大腦短暫儲存資訊的能力。她讀了幾題簡單的應用問題要我計算，那些問題都很基本，但是測試結果顯示，我的受損程度落在最嚴重的百分之二十五內。

我的視覺記憶更是糟糕。伯帝胥醫師給我看了一個圖形，然後要我憑記憶把它畫出來。但是不管我多努力想，就是想不起來原來的圖形長什麼樣子。在這個部分，我的受損程度落在最嚴重的百分之一。

我從記憶中搜尋詞彙的能力也很差。這個測試和四月份克莉絲・莫里森醫生幫我做的很像。當時她要我講蔬菜水果的名稱，但是這次伯帝胥醫生要我分別以在一分鐘內講出F、A和S開頭的單字，愈多愈好。我所想到的就只有：

F：寓言（fable）、事實（fact）、小說（fiction）、指頭（finger）、胖（fat）、極好的（fantastic）、風扇（fan）、挑剔的（fastidious）、幻想（fantasy）、放屁（fart）、農場（farm）。

A：蘋果（apple）、動物（animal）、之後（after）、能夠（able）、一個（an）、懇求（appeal）、古代（antiquity）、仇恨（animosity）、之後（after）、靈活（agile）（after重複了，所以只能算九個）。

S：刮痕（scratch）、胃（stomach）、瓦片（shingle）、屎（shit）、分流（shunt）、性（sex）、唱歌（sing）、歌曲（song）、游泳（swim）、夏天（summer）、情況（situation）、關閉（shut）。

我在三分鐘內共講了三十二個詞，和四月份的一分鐘五個詞相比，已經是大有進步了，但比起一般人的四十五個詞還是有一段距離。

其餘的部分就好多了。我的字彙能力屬於「優良」等級，達到九十個百分點的程度。語言的抽象推理能力是利用類比的方式進行評估的，例如：「中國之於俄羅斯相於……」我的程度達到八十五個百分點。雖然我的基本認知功能還有很大的進步空間，卻有辦法進行頗為複雜的分析思考，這一點讓伯帝胥醫師很驚訝。有一個和模式規律有關的測試，我每一題都答對了，只不過花的時間比正常人長一點。我沒有辦法看著圖，照著畫八角形，卻可以做困難的邏輯思考。後來她告訴我，我在人前的表現和我真實的內在能力是不相符的，中間有個地方脫節了，我的存在或許比實際表現出來的要多。我自己也經常有這種裡外分歧的感覺。像是幾個星期前參加派對和婚禮時一樣，我覺得「我」一直試著要和外界溝通，但就是沒辦法突破受損的身體從中造成的那層阻隔。

最後一次會面結束前，伯帝胥醫師問我，我認為自己目前最急迫的問題是什麼。「注意力。記憶力，還有找出我想用的詞，」我這麼回答她。

我的回答讓她鬆了一口氣，因為我說得一點也沒錯。很多時候，患有精神疾病的病人很難具體說出自己的問題，他們沒有意會到自己生病的自覺能力。但就我的情形，知道自己的弱點反倒成了優勢。

這也解釋了為什麼社交場合對我來說是百般的折磨，因為我非常清楚，在大夥兒的眼中，我有多麼遲緩、多麼怪異，特別是在那些我還沒有生病以前就認識的人面前，更是如此。我把這種缺乏安全感的感受告訴伯帝胥醫師，也告訴她我在人群中特別容易感到沮喪與焦慮。她建議我做個人和團體的認知復健、個人的沮喪與焦慮心理治療，並參加年輕人組成的團體。

但是到頭來，由於我對自己實在太沒自信了，所以一件都沒做成。現在回頭看，那實在是大錯特錯，因為大腦受傷或生病後，會有一段自我癒合的期限，最好的做法，就是把握任何可以加速復原的機會。雖然認知復健對這個疾病的復原有什麼樣的影響還不清楚，但是當初如果照著伯帝胥醫師的話去做，或許我的病可以好得快一點。這些測試明顯點出了我的內外分歧，但是我不願意繼續配合，也沒有再回診過。事實上，我是在一年過後，才回去找伯帝胥醫師，向她索取當天的測試結果。當時的我，一點兒也沒有勇氣面對自己的情況究竟多糟。

40 雨傘 Umbrella

對於走在復原路上的我來說，住院意味著退步。因此納加醫師五月底打電話給我媽媽，提醒我回醫院去做第二次免疫球蛋白注射時，我整個人就像洩了氣的皮球。光想到病房裡那刺眼的白色燈光、忙進忙出的護理人員和難吃的醫院伙食，就讓人不寒而慄。為了幫助我暫時轉移注意力，我爸爸邀請我和史提芬到他家住一晚，我們現在每個星期都會有一天在他家過夜。他家綠樹成蔭的後院可說是布魯克林高地的綠洲。我們戴著大大的遮陽帽在院子裡烤肉、喝西班牙水果酒。五顏六色的耶誕燈飾環繞著庭院，背景音樂是萊恩·亞當斯的歌聲。

史提芬、吉賽兒和我爸爸天南地北的聊著，但那晚我沒怎麼說話。他們三番兩次拉我加入談話，我都只是搖搖頭，抿著嘴，回到放空狀態。

「我現在是個乏味的人，不會知道要說什麼。我已經不再是個有趣的人了，」我一再說道。

「妳一點也不乏味，」我爸爸以堅定的語氣回我，聽我這麼說讓他很傷心。幾年後他告訴我，他會待在後院裡、在一樣的耶誕彩燈下想著我說的話，然後哭到睡著。

但是那時候沒有人說服得了我，就連我爸爸也一樣。我是個枯燥無趣的人，而當一個枯燥無趣的人，大概是我在新生活中最難以適應的事了。服用抗精神病藥物有可能是造成我枯燥無趣的原因，它們的副作用包括嗜睡、意識模糊和疲倦等。但是導致我精神不濟的主要原因，還是我受損的大腦，或許是額葉神經細胞間的神經衝動傳導不靈光，或許是發出的訊號有誤，又或是這些訊號需要較長的時間才能抵達目的地。

我們的額葉負責的是比較複雜的執行功能，因此有專家暱稱它為大腦的「執行長」。額葉的發展要到二十多歲才會成熟，因此專家認為，額葉成熟與否很可能是從孩子轉換為大人的關鍵。有一件事是肯定的：額葉讓我們有創意、有人性，不至乏味。

（我們對額葉的認識主要來自於五〇、六〇年代那些極具爭議的額葉切除手術。其中有一個因為羅絲瑪麗．甘迺迪〔Rosemary Kennedy〕[30]而惡名昭彰的低劣手法，叫「冰錐」

30〔譯註〕美國已故總統約翰．甘迺迪的妹妹，出生時有輕度智障，在二十三歲時接受額葉摘除術，希望可以改善情緒問題，沒想到反而使病情加重，自此在療養院度過。可參讀行路出版的《羅絲瑪麗：啟發身障人權、特殊教育和醫療倫理的甘迺迪家族悲劇》一書。

額葉摘除法。過程中，醫生會先翻開患者的眼瞼，然後將金屬錐從眼球上方伸入眼眶，在大腦鑿個數分鐘。這個粗糙的手法會嚴重破壞額葉的神經連結，手術過後的患者可能會情感遲鈍或者有小孩子般的行為。有些患者甚至會完全失去思考能力和情感，就像傑克・尼克森〔Jack Nicholson〕在《飛越杜鵑窩》〔*One Flew Over the Cuckoo's Nest*〕裡扮演的藍道・麥墨菲〔Randle McMurphy〕一樣。）

比起大腦的其他部位，我的額葉或許需要更長的時間才能恢復（也有研究證實確實如此），但進步還是有的。之前曾有一位醫生表示我的額葉功能「近乎零」，現在至少比起零要好多了。

晚餐吃得差不多時，我也累到不行了，趴在桌上就睡了，最後是被我自己的鼾聲吵醒的。醒來後，我爬上陡直的金屬梯子去拿我放在喇叭架上的iPod。我最近下載了一首蕾哈娜（Rihanna）的歌，歌名叫〈小雨傘〉（Umbrella）。這是幾年前的歌了，而且也不是我以前會喜歡的類型。但是現在，她節奏藍調的嗓音在夏夜裡輕揚。

我在階梯上開心的看著我爸爸、史提芬和吉賽兒，然後不知怎麼的突然感到精力充沛，隨著音樂開始搖擺。樂音逐漸響亮，我的身體也隨著節奏律動，不知不覺的，就跳起舞來了。我的舞姿不見得優美，不過倒也沒有一個月前在婚禮上那麼呆板僵硬。史提芬剛好抬起頭，瞧見自在跳舞的我，吉賽兒被他臉上綻放出來的光芒感動了。有好長一段時間，我像是行屍走肉一般，現在，他們終於在這個笨拙的雷鬼舞步中看到了生命。

史提芬走上階梯陪我，他牽起我的手，帶著我轉圈圈，我們因為自己的蠢樣子開懷大笑。我爸爸也挽起吉賽兒的手，在輕快的節奏中，自顧自的跳著他們的慢舞。

41 大事紀 Chronology

我們的大腦是很強韌的；它可以製造新的神經細胞，然後透過大腦分區圖重組（cortical remapping）形成新的連線，我們稱這個過程為神經生成（neurogenesis）。它有能耐改變神經細胞間的連結強度，還可以製造出全新的連結途徑（這一點強過電腦，因為電腦系統一旦壞了，是沒有辦法自行製造新硬體來替補的）。這種令人驚奇的韌性又稱為神經可塑性（neuroplasticity）。生病的冬天過去了，我的神經細胞就像早春的水仙花一樣，開始萌發新的受體。

第三次住院依舊令人難受，但這一回，我真的開始甦醒了。我開始寫日記，開始看書，也開始想要去了解自己究竟出了什麼狀況。有了日記白紙黑字留下的證據，我清楚見證到這個逐漸綻放的蘇珊娜在想什麼，也依稀記得身為她時的感受，不像住院前寫的日記裡那個蘇珊娜，我對充滿妄想的她幾乎沒有什麼印象，也不記得身為她的感受，感覺她就像是恐怖片裡的主角。日記裡，復原中的這個蘇珊娜像個天真的孩子似的，不像住院前那個蘇珊娜，即使再怎麼語焉不祥，也散發著弔詭的氣息。這份日記和我國中時期的日記很像。兩個都對自己還沒有太深入的想法或好奇心，唯一比較有見解的地方，大概是那些關於身體的描述（在復原時期寫到體重增加了，在國中時期則提到自己的胸部太小），還有一些芝麻蒜皮般的日常生活小事（醫院的伙食令人厭煩、國中時期則和朋友間不斷吵架與和好）。就像對十多歲時的我感到不捨一樣，我也對這個含苞待放中容易受傷的蘇珊娜深感同情。那時的我還不是完整的我，還不是現在這個我。

二〇〇九年六月三日，我在醫院接受第二次免疫球蛋白注射時，寫了第一篇日記。就像之前一樣，我爸爸每天早上都會過來醫院陪我，協助我寫日記，建議我試著從記憶中整理出一份大事紀，看看能不能把我失去的時間找回來。我列出來的第一件事是「麻木、嗜睡」，最後一件事是「在醫院，第三次癲癇發作」，指的是三月二十三日那天，在醫院大廳買了咖啡後癲癇發作的事，之後就什麼都記不起來了。後來我在「第二次癲癇發作」和「第三次癲癇發作」中間又加了「在爸爸家過夜那晚」，這是我晚點才又想起的。這行字的字跡非常模糊，理由顯而易見：我為那個晚上說的那些惡毒的話感到羞愧（到現在還是），這份愧疚從我的字跡都感受得到。

我對寫東西還是很陌生，但是和上一次住院時寫的那些童言童語的筆記相比，已經是天壤之別了。我現在寫完整的句子，甚至還會使用分號。但這份大事紀上最明顯的問題，是它少了一個非常重要的元素：我對住院那段時間完全沒有記憶。

我爸爸被那份清單的內容嚇到了，我顯然嚴重失憶。他暫且撇下驚訝，先幫我加入一些他記得的事，好讓這份大事紀更完整一點。但是顯然還有我和我爸爸都沒有記下來的事，這些空白雖不是頂重要的，卻非常明顯。除了大腦受損，情緒上的創傷也可能引起失憶，關於這一點，我那段時間周遭的親人無一倖免。

我爸爸一點兒也不想要提起那段時間，要不是為了我，他才不願意費心做這份大事紀。他已經把自己的格言改成了「你必須把過去拋在腦後，才能向前走」。吉賽兒曾私底下告訴我，我生病那段時間對父親的打擊非常大，每當有人打電話問起我的狀況，他都是直接把電話拿開，就怕一聽到熟悉的聲音，好不容易撐起來的堅強外表會不堪一擊。詹姆斯還記得在我的病情尚未明朗時，有一回他從學校打電話給我爸爸，談話中有一大半的時間，詹姆斯唯一聽到的，就只有我爸爸為了掩飾哭聲而發出的大口喘氣聲。

最後，我爸爸乾脆把他在那段時間所記的私人日記交給我，讓我自己去研究。透過他的日記，我從他的角度再次體驗當時的情景。我一行一行的讀，而且讀了再讀；裡頭有歡樂，有沉重，更有痛徹心扉的時刻，讓我巴不得能飛身到布魯克林去，給他一個大大的擁抱。但是我知道自己不該這麼做，因為「你必須把過去拋在腦後，才能向前走」。或許我自己還辦不到，但是至少在我爸爸面前，我希望可以照著他這句話去做。這位強壯的愛爾蘭勇士說到底還是鐵漢柔情，而他對我的愛更是難以計量的。「我知道她還活著，她的靈魂完好無缺。雖然還得回醫院治療好幾次、還要看好多醫生、還有好多問題得解決，但是我的寶貝終於要回家了。」日記結束。

我從沒有好好的謝謝我爸爸（還有我媽媽、史提芬、我的朋友，以及所有的醫生和護士），但是我們現在經常一起吃飯，不像之前，六個月才見面一次。有時候大家聚在一起，例如一起吃飯時，我和爸爸只要眼神一交會，就會用某種只有我們懂的神祕語言開始交談，把同桌吃飯的人全晾在一旁。直到有一天，吉賽兒提起這件事，我才知道我們有這種無禮的行為。「我想你們應該沒發現，」她透露，「有時候，在你們身旁的人真的很難有參與感。」

我們不是有意要排擠大家的，但是我們倆畢竟曾在戰壕中並肩作戰，而且在歷盡千辛萬難之後，毫髮無傷歸來了。有什麼會比共同面對死神，更可以拉近兩個人彼此的關係呢？

這一頭，我和爸爸建立了新的關係，但是另一頭，打從出院以來，我就因為吃藥等事情，和媽媽之間的關係蒙上了一層陰影。我想，原因在於我生病之前和媽媽的關係就

很親密。或許是因為我爸爸過去的身分比較是個腳註而已，而我媽媽卻是一股主導的力量，所以我爸爸會比較容易接受一個「新」的我。

為了幫助自己度過這個難關，我媽媽為我的病做了新的註解，堅持我的狀況「根本就沒有那麼糟」、「她一直都知道我會沒事」。她告訴自己，像我這般堅強的人怎麼可能一輩子生病呢？她一直沒有辦法接受我還沒有完全復原的事實。直到仲夏的某一天，我們兩個一起到溫貝里餐廳（J. B. Winberie's）吃飯，那晚的天氣很好，微風吹得露台上的陽傘嘎嘎作響，我們選擇在一張戶外的餐桌坐下，除了魚，還各點了一杯白酒。

用餐當中，我開始問她我住院前那一陣子的事。我對那段時間的記憶還是很模糊，事後發現，有許多我記得的事都只是我的幻想，所以我一直搞不清楚哪些是真的，哪些是假的。整件事對我來說就像個謎一般，而我非常想要將謎題背後的解答拼湊出來。

「妳只是神經錯亂了，」她說道。「妳還記得做腦波檢查的事嗎？」

腦波？「不記得。」但是稍微再想了一下後，我想起確實有這麼一回事：貝里醫生診所裡的護士和她的手電筒。我對住院期間錄下的那些影像完全沒有印象，但這個記憶倒是有保存下來，只不過我沒有辦法把它取出來。我們的大腦在回想某件事時，神經細胞激發的訊息和這個事件發生當時的途徑是類似的。每回想一次，這些網絡之間的訊號和連結就會更堅固一點。但是需要有適當的提示，或許是文字、氣味或影像等，我們才回想得起它們。

看著我努力的想要想起這件事，我媽媽的臉突然漲紅了，她的下嘴唇開始顫抖，接著，掩面哭了起來；我上一次見到她哭，已經是我生病前好久的事了。

「媽，別哭了，我已經好很多了。」

「我知道，我知道，我不知道自己在哭什麼，」她說道。「噢，妳那時完全瘋了。妳甚至走進餐廳裡，命令人家立刻給妳吃的，用命令的。不過妳實際的個性差不多也是那樣。」

我們同時笑了。有那麼一剎那，我彷彿見到餐廳裡有一排排的座位，櫃檯後有個影像模糊的人遞給我一杯咖啡。這一幕，連同其他我遺忘的事一起出聲譏笑我，告訴我這些記憶永遠不會再回來了。接著，就消失了。

就在那一刻，我媽媽終於承認自己當時有多害怕了，藉著淚水，她終於表態，她根本沒有一直都知道我會「沒事」。因著這樣簡單而真誠的告白，我們之間的關係有了改善。她再度成為我的知己、夥伴和支持者。她必須先能接受我的狀況有多麼糟糕（這是她原先一直辦不到的，因為她的生存機制要她竭力否認這個事實），才有辦法和我一起前進。

42 無盡的玩笑 Infinite Jest

首度住院的四個月後，我的公寓租約到期了。我的傷殘給付也因為從短期轉成長期而短少一半，不夠付我的房租了。一天早上，我和爸爸約了在我的公寓碰面，打算將我的過去全都打包起來，好迎接一個嶄新但撲朔不明的未來。

紅磚公寓建築如故，電鈴也依舊是壞的，牆上留著塗鴉痕跡，門上也還掛著「閒人勿進」的牌子。我的信箱裡塞滿了郵件。胖胖的公寓管理員與我們擦身而過，並以濃厚的西班牙口音簡單的說了聲：「你們好。」聽起來像是我從來沒有離開過一樣。或許他真的沒有注意到吧。我和我爸爸爬上了樓梯，經過剝落、骯髒的黃色壁紙。這一切看起來是那麼的熟悉，我甚至開始期待小灰會在那裡等我，但事實上，牠已經在我的朋友金潔那住了好幾個月了。

我們打包了幾落唱片、冬天的衣服、書、鍋碗瓢盆、寢具等。整理到一半時，冷氣機突然壞了，曼哈頓的七月有如火爐一般，熱得讓人受不了。於是我們暫時放下工作，隔天才又回去，在酷熱中把這件事情解決了。

關於打包搬家這件事，我只在日記裡寫了一句話，而且是很輕率的，就像我早期的日記一樣：「他幫我把公寓的東西打包好（再見了，獨居生活）。」短短一行字中，我不但正式宣告脫離自給自足的生活，也揮別了我的第一個公寓、我的成人象徵。在這之前，我雖然也和爸爸或媽媽住了幾個月，但是知道自己在不遠處有一個窩的感覺還是不一樣。現在，我唯一的家就是我媽媽的家；我完全回到了孩童時期。我在曼哈頓的自由生活已經結束了，至少目前看起來是這樣。

我已經失去獨自生活的能力了，這是我早就知道，但遲遲不願意面對的事。我故意把自己搞得很忙，我列出了需要感謝的人、想要開始的計畫、將來想寫的文章。每天早上起床第一件事，就是安排當天要做的事，包括一些無關緊要的事，像是「走到城裡」、「看報紙」之類，這麼做可以讓我在完成後，享受把它們從清單上劃掉的快感。這些細節其實都是關鍵，因為它們意味者大腦的額葉——執行長，已經開始在自我修復了。

我沒有去醫生建議我參加的認知復健課程，而是準備起考研究所的GRE，心想，回到學校或許是我前程未定的下一站。我買了幾本參考書，把不會的字都寫在卡紙上，一個一個背，沒背起來的就寫在日記簿裡。結果我的日記裡寫滿了一頁又一頁的單字。我記生字的能力已經大不如從前。

我也開始讀大衛・佛斯特・華萊士（David Foster Wallace）寫的《無盡的玩笑》（*Infinite Jest*），這本上千頁的鉅著描寫的是一個反烏托邦的世界。我會想讀這本書，是因為之前有一位自負的教授對於我沒有讀過這本書感到不可思議。我拿著字典，一遇到不懂的字就翻查。我把需要查定義的字做成檔案。現在回頭去看我挑的那些字，還是不太熟悉，卻都意有所指：

effete（形容詞）：不再具有生育能力；失去性格、力氣、活力；虛弱或衰微

Teratogenic（形容詞）：生產畸形

Lazarette（名詞）：傳染病院

雖然我很認真的學習書裡的字彙，但是如果有人問我這本書的內容在講什麼，我也只能乖乖承認「我完全看不懂」。

從日記裡可以知道，我變得非常重視外表，特別是體重增加的事。凸出的肚皮、大腿上的橘皮組織、臃腫的臉頰等，都令我作嘔。我盡可能避開所有可以反射影像的表面，但這執行起來是有困難的。我經常坐在星巴克外頭，對路過的女生品頭論足，心裡

想著：「我要是有她的腿就好了」、「我真想要和她交換身體」，或者是「好希望我有她的手臂」。

我戲稱自己是「烤乳豬」，我的身體和我的臉都讓我反感。「真噁心，」我在六月十六日的日記上寫道。「我看到自己就想吐。」

的確，我在出院後胖了不少。剛出院時，我的體重只有一百一十磅，不過正常狀況下，我不是這麼輕的。但是出院三個月後，我就增加了五十磅，其中的二十磅讓我的體重回到正常，另外的三十磅則是服用類固醇和抗精神病藥物的副作用，當然，我缺乏活動，和一杯接著一杯的薄荷巧克力冰淇淋功勞也都不小。類固醇讓我的臉成了月亮臉，我幾乎認不得鏡子中的自己。我開始擔心自己會不會擺脫不了那些增加的重量，得永遠住在這個陌生的軀殼裡。比起我的大腦會不會好起來，這實在是既膚淺又簡單的問題。我事後發現，當初之所以把焦點都放在外表，其實是因為我不想面對更複雜、也更令人沮喪的大腦認知問題。在我擔心自己會不會永遠那麼胖的同時，其實我更擔心的是自己會變成什麼樣的人：會不會一輩子都這麼遲鈍、沉悶、無趣和愚笨呢？我可能再次展現那個讓我之所以是我的火花嗎？

寫下這段日記的同一天下午，我從家裡走了十五分鐘的路到市中心去，一方面要證明自己能夠獨立，另一方面也是運動。雖然走路的時候我的小腿會疼痛，但我很堅持要自己走這趟路。路上，有個割草的工人一直盯著我看。我的第一個反應是用手遮住頭上禿了的那一塊，但是手一碰到頭，我才想起已經用頭帶把它遮住了。所以他在看個什麼勁呢？一會兒後，我才恍然大悟，他是在打量我。是的，我還沒有回到最佳狀態，但我的風韻猶存。那一瞬間，我僅剩的自信心受到了極大的鼓舞。

我決定參加飛輪課來解決「烤乳豬」的問題，沒多久我就報完名，踩在腳踏車上了。騎在我旁邊的是我的高中曲棍球教練，看得出來她試著要想起我是誰。但是我避開她的目光，把頭轉向右邊，見到兩個開心笑著的高中女孩。我不知道她們竊竊私語是在笑我太胖，還是笑我還和父母住在一起。總之，我覺得很丟臉，但說不上問題在哪兒。

現在回想起來，我認為那是遊走於害怕失去與接受失去間的不確定感造成的自慚形穢。沒有錯，我是可以讀書、可以寫字、可以列清單了，但是我依舊沒有自信、沒有存在感。我是誰呢？不過是個在飛輪課時，躲在角落、逃避他人眼光的人。不再知道自己是誰，無法確定從生病到復原的過程中，自己究竟身處何處，恐怕才是我羞愧的真正來源。我的靈魂有一部分不再相信我會回到過去那個樂天、充滿自信的蘇珊娜。

「妳還好嗎？」大家不斷問我同一個問題。

我還好嗎？我甚至連「我」是誰都不知道了。

我把在公寓收到的那些信件全帶回家了，但是一直到幾個星期後才打開它們。我在一堆賬單和垃圾信件中發現了一個牛皮信封，是我住院之前，第一次幫我做磁振造影的那家診所寄來的。我打開一看，發現裡頭裝的是我遺失已久的那只赤鐵礦戒指，我的幸運指環。

有時候，就在我們最需要的時候，生命轉了個彎。就在你以為自己一無所有時，你最想要的東西就在沒有預警的情況下出現在眼前。

43 NMDA

就在我的身體功能和性格都逐一恢復的同時，我也開始重新融入外在的世界。這時，有不少人會跟我問起這個罕見、讓人不可思議的疾病。我不曾認真的解釋過它，總是用我爸媽最常用的答案「我的身體攻擊我自己的大腦」簡單帶過。但是當《郵報》的編輯保羅要我跟他解釋這個疾病時，我決定好好的總結發生在我身上的事。這聽起來像是份好差事，於是，我第一次有想要找到答案、完成使命的衝動。

「我們要妳回來！」保羅在電子郵件上寫道。「天啊，我聽起來像傑克森兄弟合唱團（Jackson 5）[31]一樣。妳到底是得了什麼病？」這個我生病前熟悉的聲音現在聽起來既陌生又欣慰：我的生命現在分成了「生病前」和「生病後」。我下定決心，要好好回答他的問題。

「媽，我得的那個病叫什麼？」我大聲問我媽媽。

「NMDA自體免疫型腦炎，」我媽媽從屋裡的另一個角落大聲回我。

我上網搜尋「NMDA」，不會吧，一種工業廢棄物？

「再說一次？」我大聲喊。

這時，她走進廚房，「抗NMDA受體自體免疫型腦炎。」

我在Google的搜索引擎打了正確的名稱，找到的幾乎都是醫學期刊上的論文摘要，連維基百科的網頁都沒有。看了幾個網站後，我找到《紐約時報雜誌》（*New York Times Magazine*）的「診斷」（Diagnosis）專欄上報導了一名和我有同樣症狀的女子，差別在她有畸胎瘤，而我沒有。醫生切除掉畸胎瘤的當天，她就從昏迷中醒過來了，而且立刻和家人有說有笑。關於免疫系統和大腦的解釋讓我很困惑。這是一種病毒感染嗎？（不是。）是環境因素引起的嗎？（或許有部分是。）會遺傳給下一代嗎？（應該不會。）問題一個接著一個，我不斷提醒自己要專注。最後，我將我的醫學冒險記寫成了一段文章寄給保羅，結語是：「總之，過去這幾個月真的是太瘋狂了。我現在知道發瘋是怎麼回事了。」

保羅的回應是，「滿足了不少我自己的好奇心，」接著又說，「而且，妳知道嗎？妳的幽默感，還有妳的寫作技巧又回來了。我是說真的，我看了妳剛開始生病到現在的電子信件和簡訊，真的是天壤之別。」

31〔譯註〕由麥可・傑克森（Michael Jackson）和他的兄弟組成，風靡於七〇年代的樂團。

有了他的這番鼓勵，我開始認真的研究，想要澈底了解我們的身體怎麼會出現這麼卑鄙的背叛行為。但是結果令人沮喪，大家對這個疾病所知甚少。

沒有人知道為什麼有些人，特別是沒有畸胎瘤的人，會得到這種疾病，也對於它是如何引起的沒有基本的認知。沒有人知道究竟是環境因素多，還是遺傳因素多。若以自體免疫疾病來看，一般認為有三分之二的成因來自環境，三分之一的成因來自遺傳。會是地鐵上那個乘客人打了噴嚏，開始了這一連串可怕的效應嗎？又或是我處的環境中的其他因素呢？症狀發生初期，我剛好開始使用避孕貼片，是那個避孕貼片挑起這一切的嗎？雖然戴爾瑪醫師和納加醫師都覺得機率不大，但婦科醫師決定還是小心一點好，所以建議我別繼續使用避孕貼片。會不會是我心愛的貓咪小灰引發的呢？安琪拉後來領養了牠，她告訴我醫生說小灰有腸炎，有可能是自體免疫問題造成的。這會是巧合嗎？難道是我們兩個互相影響的結果？還是我那間髒亂的公寓裡有什麼有害的物質呢？我想，沒有人可以得知真正的答案。儘管如此，醫生還是認為外在因素，像是噴嚏、避孕藥、有毒物質，和某個遺傳因素的結合，是導致我的身體製造出這個具有攻擊性的抗體最可能的原因。很不幸的，因為不知道它的病因是什麼，也就沒有有效的預防方法了；唯一能做的，就是儘早診斷出來，並接受治療。

除此以外，還有許多尚未解開的謎。專家不明白為什麼有些人會有這類的自體抗體，也不知道它們為什麼、以及會在什麼時候發作。他們不懂為什麼這樣的抗體可以通過血腦障壁，或是它們是不是在大腦生成的，也不知道為什麼有些人可以完全康復，有些人在接受治療之後，病情還是沒有改善，還有些人甚至會因而死去。

所幸，大部分的患者都存活下來了。雖然整個過程猶如人間煉獄，但是它和其他類型的腦炎或自體免疫型疾病畢竟非常不一樣。很難找到還有哪一種疾病可以讓患者這麼澈底的失去自我，這麼的接近死亡，但是，在幾個月後竟可以幾乎毫髮無傷的走出來。

我也明白自己有多幸運，在對的時間、對的地方，遇到了對的人。紐約大學、納加醫師、戴爾瑪醫師等，要是沒有這些地方和這些人，我不知道會變成什麼樣子？如果我生病的時間提早個三年，也就是戴爾瑪醫師認識這個抗體之前，結果會不會不一樣呢？三年的時間造成的差別可能是完好的生命、毫無生活目的可言的療養院，甚至是冰冷的墓碑嗎？

44 部分重返 Partial Return

在納加醫師降低類固醇劑量的同時，保險公司也同意讓我在家進行免疫球蛋白注射，所以納加醫師幫我安排了兩個星期一次的療程。護士小姐會在上午來到家中，幫我裝上免疫球蛋白的注射袋，每次注射需要花大概三到四個小時。從七月到十二月期間，我總共注射了十二次。

我和保羅從七月開始就維持聯繫，每隔幾天他就會問我打算什麼時候回去工作。最後，我們同意最好的方式是我找一天回辦公室一趟，不用特別正式，也不需刻意安排。我們選定了七月中的某一天。我還記得出門前，我對著鏡子吹頭髮、化妝、修眉毛時內心有多激動，上回做這些事是我生病之前了。接著，我站在衣櫃前，打算從幾件還塞得進去的衣服中挑一件穿。由於我還處於「烤乳豬」階段，所以我挑了件不容易失誤的黑色傘狀洋裝。詹姆斯開車載我到車站，我第一次獨自搭火車進了城。在賓州車站下車後，我頂著炙熱的仲夏豔陽走到我的辦公大樓。

站在我十多歲就開始上班的新聞大樓前，我感到體內的腎上腺素傾瀉而去，只留下枯竭耗盡的我。太快了，我發現；我還沒準備好。

於是，我傳簡訊給保羅，請他和我在大樓外碰面。我當時不知道，原來保羅也和我一樣緊張，他不知道會見到什麼樣的我，也不知道應該如何和這個新的蘇珊娜互動。不久前才來薩米特看過我的安琪拉有警告他，我已經進步很多了，但是距離那個大家熟悉的蘇珊娜還是很遙遠。

保羅走出大樓的旋轉門，立即就注意到我外表上的改變：我看起來像個胖嘟嘟的小天使，就像是十歲大的孩子，還保有嬰兒肥。

「媽的，妳好嗎？」保羅問道，同時給了我一個擁抱。

「很好，」我聽到自己這麼回答。我實在太緊張了，只注意到自己早已汗流浹背，就像那次和我媽媽在火車站遇到克莉絲蒂的狀況一樣，只不過這次沒有人幫腔，讓我們的對話可以繼續下去。我發現自己在不該笑的時候笑了，又在該笑的時候沒有笑。光是要聚精會神的看著保羅的眼睛，就已經夠困難了，更別說要向他證明我很快就可以回去工作。感覺得出來他試著要以一派輕鬆的模樣來掩蓋尷尬的沉默，但顯然不是那麼容易。我的狀況比他想像的更讓他吃驚。

「我還在服用各種藥物，」我隨即說道，希望藉此來解釋我的改變。「等到可以回來上班時，這些藥大概就都停了吧。」

「太好了，妳的辦公桌隨時等著妳。要不要上來跟大家打聲招呼？大家都很想妳。」

「不了，改天吧。」我說，低下頭來看著地面。「我還沒準備好。」

我們再次擁抱，接著，保羅的身影就從旋轉門消失了。

回到樓上後，他立刻去找安琪拉。「那不是我認識的蘇珊娜，」他說道。對他來說，那真是個兩難的處境，做為朋友，他關心我復原的情形和我的未來，但是身為我的老闆，他又不得不懷疑我是否真有回到工作崗位的能力。

不過，就在我和保羅短暫碰面的兩個星期後，麥肯琪打電話問我，能不能為《郵報》的娛樂新聞寫篇文章。她的聲音讓我回想起我們最後一次互動的情形，我在薩米特怎麼樣都寫不出文章的那個晚上，大概也是我的癲癇狀態逐漸加劇的時期。隨著那個記憶浮現的，是一股令人作嘔的失敗感。但是當我會意過來，她是在給我一個新的工作機會時，我的自暴自棄轉而變成了一股喜悅。

「我想要妳寫一篇關於臉書使用禮節的文章，」她說道。

或許我是還沒有做好和老同事們見面的準備，但是有文章可寫的機會，我是不會錯過的。我花了一個星期全力以赴，根本是把它當成了社交網站的水門事件在寫。我打電話找資料、詢問朋友們的意見，逼大家非得給我他們的看法不可。等資料都收集齊全後，我卻盯著電腦螢幕上閃爍的游標，不知從何下筆。上回的失敗經驗加劇了我的寫作障礙，我不敢確定自己是否有重新提筆寫作的一天。

在空白螢幕前坐了將近一個小時後，文字開始出現了，先是緩慢的，接著，便有如泉湧一般。內容或許還嫌粗糙、還需編輯的幫忙，但是我的手指終於又在鍵盤上敲打了起來，世上再也沒有比這更美好的感覺了。

這篇文章刊載在《郵報》七月二十八日的娛樂新聞版，標題是「敬邀無禮」。我還記得出刊那天，我特地到城裡去買了那份報紙。打開報紙，看到我寫的文章就在上頭時，心裡充滿了驕傲。沒錯，在這之前，我曾經發表過數百篇文章，但絕對沒有哪一篇的意義比這一篇來得重大。我忍不住要和所有的人分享我的喜悅，從星巴克那個泡了一整個夏天咖啡給我喝的店員，到飛輪課那兩個年輕女孩，還有婚禮時問我有沒有辦法恢復智力的那名女士。這篇文章是我的救贖，它大聲的對世界宣告：我回來了！擔任記者以來，我還沒有這麼興奮過。我不去念研究所，我要回去工作了。

一個多星期後，我鼓起勇氣這麼做了——至少去了解一下狀況。我的識別證大概是在我住院的時候弄丟了，保羅和安琪拉那天又剛好都外出，所以是麥肯琪來帶我進辦公室的，她還擔任了我這次探訪過程中的私人導遊和保鏢。她說，把我帶到十樓的新聞編輯室時，感覺就像是第一天送小孩到幼稚園一樣。我身上穿的，依舊是上回臨陣脫逃時穿的那件黑色傘狀洋裝，稍微整理了一下自己後，我深吸了一口氣，走了進去。

沒有人注意到我。所有人都目不轉睛的看著洋基隊和紅襪隊的比賽。麥肯琪帶我走過我的舊辦公桌，來到史蒂夫的辦公室。「看看是誰來了，」麥肯琪對史蒂夫說道。

史蒂夫從電腦螢幕抬起頭，很顯然的，他第一眼並沒有認出我，接著，他不自在但熱情的打了招呼。「妳什麼時候回來上班？」

我滿臉通紅，「快了吧，快了。」

我不安的把身體重心從一隻腳移到另一隻腳，試著想要說些什麼，卻又說不出來。走出他的辦公室時，我的臉還是紅的。一群之前和我一起寫週日新聞的記者開始圍繞過來。我已經六個月沒和他們說過話了，現場也不過六名記者，但我卻覺得像是被大舉包圍一樣。我開始出現幽閉恐懼和盜汗，不知道要把注意力擺在哪兒好，只好盯著自己的腳看。

新聞編輯室的媽咪蘇（Sue）給了我一個緊緊的摟抱，放開後，她大聲的說，「幹麼這麼緊張？我們都是愛妳的。」

我知道她這麼做是出於好意，但反而讓我更加不好意思。難道我的緊張真的那麼明顯嗎？我的感受和我表現出來的完全一致，絲毫沒有緩衝餘地。我突然覺得自己的情緒徹底裸露在這些同事和朋友面前，就像實驗室裡的小白鼠一樣，我赤裸裸的呈現，等著任人宰割。這樣的想法讓我震懾：在這個可說是孕育我長大的新聞編輯室裡，我有辦法再一次怡然自得嗎？

45 五個重點 The Five W's

終於，我還是回去工作了，不過是一直拖到九月才回去的。這時候，距離我上回簡短的拜訪大概有一個月的時間了，距離我在辦公室崩潰後離開則有七個月了。我答應過人事處那邊我會慢慢來，先做兼職，一個星期工作幾天就好。但事實上，我立刻就全力以赴，像是從來沒有離開過一樣。過去幾年來，我馬不停蹄的追尋目標，為了每一項交代下來的任務疲於奔命，也為了準時交差，一次又一次往來於地鐵站間，還要眼觀四面、耳聽八方，注意有沒有升遷的機會。現在，我終於有機會稍作歇息、喘一口氣，並且重新訂定目標了，但是我唯一想做的事情，卻只有不停的工作。

好在《郵報》是個很容易讓人一頭栽入的地方。就像保羅說的，我的辦公桌完全沒有人動過：桌上的書、文件，甚至連一個紙杯都還留在我當初擺的地方。

我的頭兩個任務都只是新聞摘要，而且都不是挺重要的：其中一則是一名被票選為紐約市最辣的調酒師，另一則是介紹一位寫了回憶錄的吸毒者。我很有幹勁，一點兒也不介意被安排撰寫這樣無足輕重的報導，這和我七個月前離開工作崗位時完全相反，當時我做得意興闌珊，連對採訪約翰．華爾許都興致缺缺，現在則是不管負責的文章是否重要，都以最大的熱忱去面對。

剛回去上班的第一個月，同事們與我相處時都是小心翼翼的，但是我完全沒有注意到，因為我太專注於未來了。我的目光只停留在即將有我署名的下一篇文章、下一個任務，以致於對周圍發生的事失去了判斷能力。由於我打字的速度遠不如從前，所以我把我做的採訪幾乎都錄了下來。我聽到一個陌生的聲音在提問，她講話的速度好慢、好沉重，有時還含糊不清，聽起來像是喝醉酒似的。我的貼身保鏢安琪拉會協助我寫報導，但會很謹慎的不讓我覺得是自己需要幫助；保羅在編輯我寫的文章時，也會請我在旁邊看，重新教我一次撰寫新聞的五個重點[32]。

我花了一個多星期的時間才把過去七個月沒有看的信件、電子郵件看完。我很好奇這些信件被退回，或是沒有得到回應時，寄件人是怎麼想的。他們會以為我換工作了嗎？他們在乎嗎？不管是在翻閱新聞稿或書籍時，我腦海裡都不斷想著這些問題。

我認為自己已經完全恢復正常了，就在回去上班前，我這麼告訴阿爾斯蘭醫師。我

32〔譯註〕指什麼事（what）、什麼地方（where）、什麼時間（when）、什麼人（who）、為什麼（why）等五個關鍵。

和我爸媽依著每兩個星期看診一次的約定，前去阿爾斯蘭醫師的診間，那時候我服用的藥物劑量已經低到幾乎可以忽略不計了。

「我再問妳一次，滿分是一百分的話，妳給自己打幾分？」

這次，我毫不遲疑的回答了「一百分」，我媽媽和爸爸也點了頭。終於，我媽媽也認同我給自己的評估了。

「好吧，那我必須告訴妳我不再對妳感興趣了，」阿爾斯蘭醫師笑著說，就這樣，他結束了照顧我的工作。他建議我再吃一個星期的抗焦慮藥和抗精神病藥後就可以停了。我不需要依賴這些藥物了，他解釋道。這等於宣告我已經完全恢復健康了。我媽媽和我爸爸分別給了我一個擁抱。接著我們到附近一家餐廳吃了蛋、喝了咖啡，低調的慶祝。

雖然阿爾斯蘭的鑑定讓我們精神為之一振，但是我其實還有很長一段路得走，才能恢復成原本的我。我仍處在復原過程中的某個不明階段，關於這一點，戴爾瑪醫師等研究人員都還在密切研究中。

「我們可以經由家人、朋友、醫生等人的評估，判斷患者是否已經回到正常，但是我們無法得知的，是生病前的患者會怎麼評估自己，」戴爾瑪醫師在某次電話訪談中解釋道。「這種情形會持續一段時間，完全復原可能會花上兩年、三年，甚至更久。」

患者或許能夠回到工作崗位、回到團體中生活，甚至可以獨自生活，但是有一些之前做起來輕鬆自如的事，現在可能會變得困難重重，和生病前還是有差別的。

就在回去工作的同時，納加醫師也批准我染髮了，我頭皮上的傷口終於承受得起化學藥劑的摧殘了。我去了蘇活區的阿羅荷（Arrojo）美髮院，就在荷蘭隧道的入口附近。設計師幫我染了一頭大膽的金髮，還剪了向右撥的瀏海，剛剛好可以遮住我頭上的疤痕。她問我那個疤痕怎麼來的，我簡單的和她分享了我的故事，她聽完後，多花了一個小時幫我粗糙（服用的藥物會讓我的髮質變差）的頭髮上了捲子，做了造型。

我帶著愉快的心情走進地下道，打算搭地鐵回薩米特，這時，我聽到有個熟悉的聲音叫了我的名字。原本還想說一定是我聽錯了，轉頭一看，這才發現叫我的是我的前男友，他距離我只有幾個階梯。我們已經很久沒有聯絡了。

「我聽說了，」他有點不好意思的說。「對不起，我沒有打電話給妳。我想，妳大概也不會想要和我講話。」

我沒有多理會他的解釋，和他說了幾句客套話，就互道再見了。剛從美容院走出來，這是和前男友相遇最好的時機了，但是我卻沒有這種快感。我看得出來他為我的事感到難過，而沒有什麼事比從舊情人的眼中看見同情更糟了。

在月台上等車時，我反覆想著剛才的不期而遇，然後，我在開進月台的火車上看到了自己的影像，毛躁的捲髮、圓滾滾的臉蛋、臃腫的身材。我有機會再次對自己的外表感到自在嗎？或是，我會這樣一輩子懷疑呢？

我和這個人之前交往過的那個自信滿滿的女孩完全不相干，我恨自己為什麼變成這個樣子。

46 病例研討會 Grand Rounds

回到《郵報》工作還不到一個月，我媽媽就接到了納加醫師的助理寄來的電子郵件，他想要邀請我們參加他在紐約大學主持的抗ＮＭＤＡ受體自體免疫型腦炎病例研討會。這在醫學院是一種例行工作，醫生們會向學生還有同僚做病例報告。

九月底的一個早晨，從新澤西前往中城的交通擠得水洩不通。眼見就要遲到了，我、我媽媽、艾倫和史提芬於是用跑的前往講堂，我爸爸、安琪拉和羅蘭（Lauren，我的朋友，同時也是《郵報》的執行編輯）已經在入口等我們了。

「好像已經開始了，」安琪拉在進入講堂時說道。聽眾席上坐滿了上百個穿白袍的醫生、醫學院學生，大家都屏氣凝神的聽著台上的納加醫師以飛快的速度介紹「自體免疫型腦炎」。

他一開始有提到患者是二十四歲的ＳＣ，但是我們錯過這個部分了，所以不知道他當時講的就是我。所有的檢查，包括三次磁振造影、血液學檢查和尿液毒理篩檢等都是正常的。接著他提到患者腦脊液中的白血球數量比正常來得高，以及他在沒有其他選擇的情況下，決定做大腦切片。

「他說的是我嗎？」我問我爸媽。

我媽媽點點頭，「我覺得是。」

納加醫師給大家看了一張大腦切片的放大圖。切片被染成了淡紫色，在血管周圍有藍紫色的斑點。他跟大家解釋那些深色的斑點是發炎的小神經膠質細胞（microglia cell）。

「他說的是我的大腦，」我輕聲說，雖然我看不懂那些切片代表的意義，但是我知道自己身體很私密的一部分正赤裸裸的攤在上百個陌生人面前。有多少人會願意讓人家看他們的大腦？我一邊用手撫摸我的切片疤痕，一邊聽著納加醫師介紹我的大腦組織。

接著，他換了一張投影片，上頭的圖片看

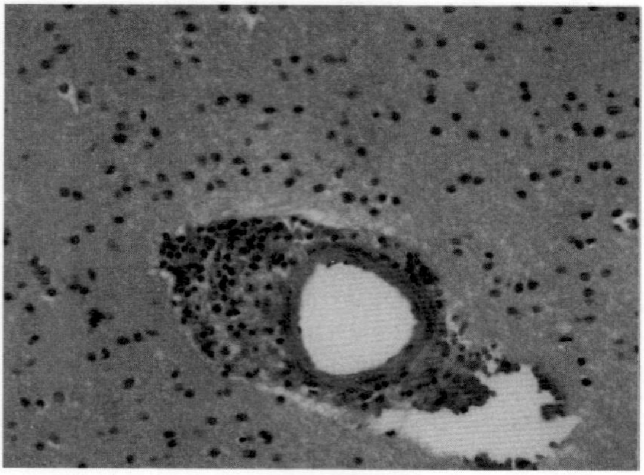

起來像是一條纖細的項鍊，上頭有紫丁香和瑪瑙等裝飾。

納加醫師解釋道那是受淋巴細胞攻擊的血管。他也指出，抗NMDA受體腦炎的患者中，只有不到十個人做了大腦切片，但是這些切片對於了解這個罕見的大腦疾病提供了莫大的助益。

他最後這麼總結：「我很榮幸的告訴你們，這位患者已經恢復正常，目前已經回到《紐約郵報》工作了。」

安琪拉推了我一下、羅蘭對我笑了，史提芬和我父母也都把喜悅寫在臉上。

回到辦公室後，安琪拉把這件事告訴史蒂夫和保羅。史蒂夫聽了很感興趣，把我叫到他的辦公室去。

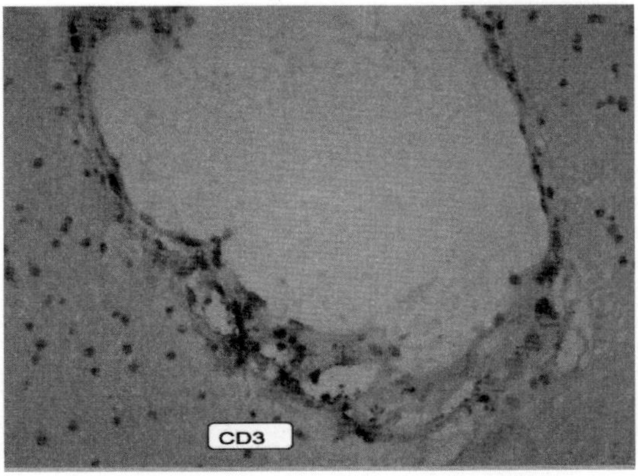

「安琪拉說她參加了一場關於妳的病例研討會，」史蒂夫說道。「妳願意以當事人的身分寫一篇報導嗎？」

我毫不遲疑的點了頭。我一直希望報社會覺得我的故事夠有趣，值得寫成一篇報導，現在終於可以發揮我的專長，以記者的身分，好好的研究它一番了。

「太好了。星期五交可以嗎？」

今天是星期二，馬上就是星期五了，但是我下定決心，一定要達成任務。公開的和大家分享我過去幾個月來的經歷，是一件令人既興奮又緊張的事。大部分的同事對於我請長假的原因其實都不是很清楚，我擔心這篇報導會破壞我過去幾個星期來努力維持的專業形象。但是這個機會讓人無法拒絕，我希望利用這次機會去找回那段消逝的時間，同時證明我有能力了解發生在自己身上的事。

47 大法師 The Exorcist

雖然心中充滿矛盾，但是我決定再次扮演好記者的角色，於是開始訪問我的家人、史提芬、戴爾瑪醫師和納加醫師，好了解我的疾病，以及它造成的廣泛影響。

而我最亟欲得到答案的問題，大概也是它最大的謎題：究竟有多少人和我得過相同的疾病？當中，又有多少人是不知情，而沒有接受治療的呢？這個病一直到二〇〇七年才被發現，但有些醫生認為它的歷史很可能和人類一樣悠久。

在一九八〇年代晚期，法國裔的加拿大小兒神經科醫生吉隆姆・賽比爾（Guillaume Sébire）在一九八二年到一九九〇年間就醫的六名孩童中，注意到一種不尋常的現象。這些孩子都有運動障礙，包括不自主的抽動、過度躁動、認知障礙、癲癇等，但是他們的電腦斷層掃描、血液檢查等都是正常的。這些孩子最後被歸類在「原因不明的腦炎」（或稱賽比爾症候群），病程大約十個月。其中有四名孩童完全康復了。這個病症就這樣不明不白了二十年。

羅伯特·迪隆（Robert Delong）在一篇一九八一年和同僚一起發表的論文中，則提到一種發生於孩童的「後天可逆性自閉症」（acquired reversible autistic syndrome）。在他們研究的三名自閉症孩童中，有兩人（一個五歲的女孩，和一個七歲的男孩）完全康復了，但是一名十一歲的女孩持續有嚴重的記憶問題和認知缺損，研究人員請她記得三個字，但是不過幾分鐘的時間，她就全忘了。目前的研究顯示，這種疾病的患者中，孩童占了百分之四十（而且持續增加中），孩童表現出來的病症還和成人不一樣：受影響的孩童會有亂發脾氣、緘默、性慾亢進和暴力等傾向。有一位媽媽提及她生病的孩子曾經想要掐死她的小弟弟；另一位家長則聽到她們平常有如天使般的女兒發出低沉的吼聲；還有一個小娃兒大概是沒有辦法用語言溝通，所以試圖以挖出自己的眼珠來表達她內在紛亂的情緒。

太邪惡了。對不知情者來說，抗NMDA受體自體免疫型腦炎的患者的確看起來像妖魔鬼怪。這些孩子像是突然中了邪似的，有如夢魘中駭人的惡魔。想像一下，有一個小女孩原本好端端的躺在床上，突然，她的全身開始嚴重抽搐，身體被拋上拋下了幾次後，開始以陌生而低沉的男音說話，接著，她的身體嚴重扭曲變形，以螃蟹般的姿態下樓，一邊發出蛇般的嘶嘶聲，一邊還濺出血來。

這個令人毛骨悚然的場景來自著名電影《大法師》（*The Exorcist*），當然，那是捏造的故事，不過它描繪的情節就像許多患有抗NMDA受體自體免疫型腦炎的孩子的行為。

畫面或許沒有電影中看到的那麼誇張。（史提芬已經不敢看《大法師》了；這部電影讓他想到我住院那段期間莫名的「恐慌發作」，還有我們坐在沙發上看電視時，我第一次癲癇發作的那個晚上。）二〇〇九年，一個來自田納西州的十三歲小女孩出現了「多種隨著時間改變的情緒和症狀，有時像是思覺失調症，有時又像自閉症或是腦性麻痺。」她可以做出很殘暴的行為，像是咬傷自己的舌頭或嘴巴等。有一回在醫院，她堅持要以螃蟹的姿勢走路。她講話的方式也很古怪，根據《查塔努加自由時報》（*Chattanooga Times Free Press*）的報導，她有一種路易斯安那紐奧良地區的口音，報導上詳細記載了她罹患抗NMDA受體自體免疫型腦炎的經過，以及接下來的復原過程。

許多家長都提到，他們的孩子一開始出現了像是講外國話，或是說話怪腔怪調的情形，就像《大法師》裡的小女孩瑞根（Regan），突然和前來驅魔的神父用流利的拉丁文交談起來一樣。同樣的，受這種腦炎所苦的患者會出現一種叫語言模仿的症狀，患者會重複其他人所發出的聲音。這就是為什麼有些患者會突然有「講方言」的能力，事實上，這些患者講的外國話都是沒有邏輯的，更談不上流利。

有多少孩子曾因病因不明而找人來驅邪呢？又有多少孩子因為病情沒有改善，所以就任憑自生自滅呢？有多少患者不知道要接受類固醇、血漿置換、免疫球蛋白注射等治療，所以現在還住在精神療養院或是安養院裡呢？納加醫師推測，在我接受治療的二〇〇九年當年，有百分之九十的患者沒有被診斷出來。隨著大家逐漸認識這個疾病，這個比例應該下降些了，但是沒有接受正確治療的還是大有人在。我差那麼一點就成為其中一名了，我一直對這件事難以釋懷。

當我和戴爾瑪的同事麗塔・巴利斯高登博士（Dr. Rita Balice-Gordon）聯絡，提及我的研究計畫時，她提到了一句神經科學家經常引用的古老印度諺語，講的其實就是盲人摸象的故事，她用那句諺語來表示，關於這個疾病，我們要學的還多得很。

每個盲人都只摸到那頭大象的一個身體部位，就必須講出摸到的是什麼。摸到尾巴的說是「繩子」，摸到大腿的人說是「柱子」，摸到耳朵的說是「扇子」，摸到肚皮的說是「牆」，最後一個摸到象牙的，很肯定的說一定是「菸斗」（這個故事流傳著許多版本，每個版本的結局都不太一樣，在一個佛教版本中，有人告訴盲人他們全都對了，皆大歡喜；也有一個版本的結局是大家無法達成共識，於是大打出手）。

巴利斯高登博士對這個比喻的看法是比較正面的：

「我們現在有點像是盲人在摸象一樣，有些人從大象的頭這邊摸過來，有些人從尾巴那邊摸過來了，現在就等哪一天在中間部位相遇了，便可以畫出一頭夠像樣的大象。」

有兩個領域特別能夠從這幅畫上有所斬獲，一個是思覺失調症，另一個是自閉症。巴利斯高登博士相信，有一部分的自閉症和思覺失調症（或許為數不多），是和自體免疫疾病有關的。許多患有抗NMDA受體自體免疫型腦炎的孩童，最初都是自閉症患者。有多少孩子的自閉是自體免疫造成的，卻仍不知情呢？

她接著解釋，五百萬名被診斷為自閉症的患者中，大概有四百九十九萬九千個是真的自閉，其餘的有可能是抗NMDA受體自體免疫型腦炎，或其他相關疾病。只要先找出患者是否有週邊腫瘤或是腦部是否有抗體，就可以有效治療。

思覺失調症的情形也是一樣。許多患有抗NMDA受體自體免疫型腦炎的病人一開始也先是被診斷為思覺失調症（或是其他相關的精神疾病，例如以我來說，是情感性思覺失調症）。就統計學的觀點來看，一定有些患者被診斷為精神病或思覺失調症，因而沒有得到適當治療。就算只有百分之零點零一，都還嫌多。

很不幸的，大部分患有嚴重精神疾病的人，都沒有辦法接受各項檢測來診斷並治療他們的自體免疫疾病。正子掃描、電腦斷層、磁振造影、免疫球蛋白注射和血漿置換等，每一項測試和治療的費用都動輒數千美元。

「做這些篩檢實際嗎？」心理學教授菲利浦．哈維（Philip Harvey）這麼說道。「我們不可能給每一個人做脊椎穿刺。」

光是治療我一個患者就要花一百萬元美金，一個我想都不敢想的數字。還好我那時是《郵報》的全職員工，有保險公司幫我吸收了大半的費用，保險無法給付的部分，家裡也有能力扛下來。不是每個人都像我這麼幸運，那些長期有精神問題而無法工作的患者，就只能依靠殘障津貼和醫療救助，來應付他們所處的困境。

正因為這樣，精神病專家和神經學專家決定更積極去打破心理學和神經學間的藩籬，希望可以將精神疾病整合成一門神經化學疾病，也希望可以在過程中爭取到更多經費，來研究兩者之間交疊的部分。

「或許有人會認為ＮＭＤＡ受體腦炎和思覺失調症不相關，這一切只是純屬巧合。但是那不像自然界的運作，最有可能的狀況，應該是思覺失調症中，確實有一部分可以用類似ＮＭＤＡ受體的功能性障礙來解釋，」巴利斯高登博士說道。

納加醫師的工作，就是將自體免疫疾病和精神疾病間的關聯往前再推一步。根據他的研究結果顯示，某些形態的思覺失調症、躁鬱症、強迫症和憂鬱症，其實都和大腦發炎有關。

納加醫師研究上的突破，或許有機會消弭免疫學、神經學和心理學間的隔閡。一個他最近致力研究的案例是一位十九歲的女孩。過去兩年，有六位頂尖的精神學家判定她患有思覺失調症。她在十七歲時開始發病，起先是聽覺幻覺，像是「大家都在奚落我，他們認為自己比我優秀」，她這麼告訴納加醫師。接下來是視覺幻覺，夜深時，她會見到「牆上浮現人的臉」。

她的父母不相信女兒會得思覺失調症，於是輾轉來到紐約大學，遇到了納加醫師。納加醫師幫她做了右額葉的大腦切片——這是從我身上獲得的經驗。切片結果顯示大腦發炎，而且在麩氨酸受體（glutamate receptor）上有抗體，納加醫生還無法判斷她是否可以回復成從前的樣子。

「看起來是思覺失調症，不代表就一定是思覺失調症，」納加醫師這麼告訴我。「我們必須放下己見，謹慎觀察。」

在搜集資料時，我很好奇貝里醫生，也就是那個堅持我的問題是酒精戒斷和壓力引起的醫生，對我最終的診斷有什麼看法。聯絡上他時，我的案例已經在包括《新英格蘭醫學期刊》（*New England Journal of Medicine*）等一流醫學期刊，還有《紐約時報》等被討論過了，但是他竟然仍對這個病一無所知。

截至二〇〇九年的春天，我是第兩百一十七位被診斷罹患抗NMDA受體自體免疫型腦炎的患者。一年後，患者的人數成長了一倍，到現在已經有數千人。然而，被譽為美國頂尖神經學專家的貝里醫師，竟然沒聽說過這個疾病。我們在這裡學到，當我們住在一個誤診率從一九三〇年代起就沒有改善的國家，尋求不同醫生的建議是很重要的。

貝里醫師或許在許多方面都稱得上是傑出的醫生，但是從某個角度，我們也從他身上看見我們的醫療系統出錯的地方（假設如他所說的，他每天都得看三十五個病人，那麼我不過是他眾多病人中的一位）。他是一個殘缺系統下的產物，在這個體制下，神經科醫師被迫要以五分鐘一位病人的速度，每天看一定數量的病人來維持他們的基本業績。出問題的是這個制度。貝里醫生不是規範下的例外，而是規範下的結果。

我才是那個例外，那名幸運兒。我的情況是需要時間、需要耐心、需要個別關照的，很幸運的，我沒有在一個理應要被犧牲掉的系統中被犧牲掉。和他談話時，我被他對這個疾病的一無所知給嚇到了，但是事後想想，那還不是最令人驚奇的部分，真正令人驚奇的，是我竟然活了下來、復原了，而且還保有寫這本書的能力，這才是奇蹟。

然而，在為了寫這篇文章盡了各種努力後，還是有一件事我完全無從準備起：報社的攝影編輯希望我把當時被量腦波時的影片拿給他，他想要在文章中放些我住院時的影像。我自己還沒有看過那些影片，而且也還不打算看。

但是他打不開那些檔案，只好請我去幫忙。過程中，我瞥見自己穿著病人袍的模樣，那時的我瘦得誇張，帶著瘋狂、帶著怒氣。我憤怒的伸手想要取攝影機。

那一幕讓我打了冷顫，我把目光轉開，把注意力集中在呼吸上，勉強自己擠出個笑容。我當時有股衝動，想要奪走影帶，燒了，或至少把它藏在沒有人找得到的地方。即使做了這麼多和這個疾病相關的研究，我還是沒有回顧那些影像的勇氣。但是另一方面，我也想要繼續看下去。

我和我瘋癲的自己原本還保有一段距離的，對於她，我都是用想像的。但是現在看到她近距離而真實的出現在螢幕上，完全摧毀了我原本抱持的記者旁觀心態。影像中的女孩像是在提醒我，我們對自己的理智和健康的掌控竟是如此薄弱，在看似強健的身體中，有多少是我們可以隨心所欲的呢？而這樣強健的身體有一天終究會棄我們而去。我是個被囚禁的犯人，我們都是。領悟到人類是這般脆弱讓我感到一絲疼痛。

那天晚上，我不斷做夢。其中有一個夢是和我媽還有艾倫在薩米特。

「還記得妳住院的時候嗎？」我媽媽說道，「妳像個瘋子似……」

她笑得太厲害了，沒有辦法把句子好好講完。

「怎麼了？」我問道，一邊拿起筆記本和錄音機想記錄下來。她還在笑、笑到喘不過氣、笑到沒辦法說話，不停的笑。

第二個夢和第一個夢有點交疊在一起了。夢中，我還住在癲癇科的病房。我身上一絲不掛，巴不得找間廁所躲起來。突然，一群護士經過，我先隨便找個地方躲，但是一拐彎，就看到愛德琳，癲癇科那位菲律賓裔的護士。現在我已經把衣服都穿上了。

「蘇珊娜，」她說道，「我聽說妳沒有好好照顧自己的身體。怎麼會這樣呢？」

我不想扮演佛洛伊德解夢，但是這些夢確實意味著我對於自己在醫院的行為，以及別人怎麼樣看待復原中的我非常在意。這不是我回到《郵報》，執行第一份重要任務時期待的心情。我不想要這麼疲憊、這麼激動，但是這些影片顯然攪動了我內心的平衡。

不過，不管是不是準備好了，這篇我在職業生涯上寫過最重要的報導，在十月四日的《郵報》刊出來了，標題是〈我離奇失憶發瘋的那個月：二十四歲的我原本幸福快樂，但是妄想症和癲癇卻突然來襲。我瘋了嗎？〉

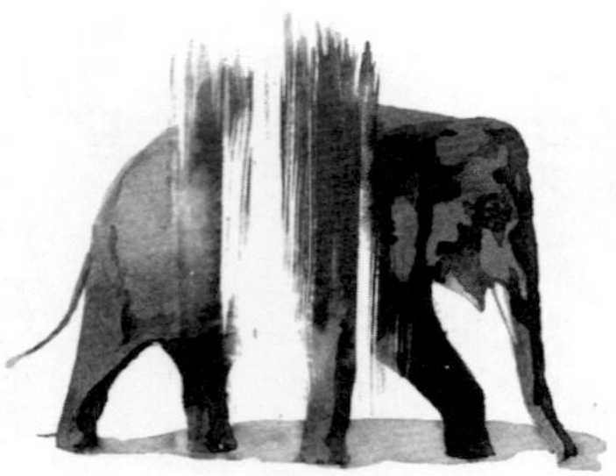

48 倖存者的罪惡感
Survivor's Guilt

鑽研自己生的病，想像世上某個角落有人和我有共同遭遇是一回事，而實際與和我一樣的倖存者認識，又是另外一回事。

我是紐約大學診斷出來的第一個抗NMDA受體自體免疫型腦炎患者，所以我總覺得自己是極少數存活下來的傷兵之一，沒有太多人可以一起分享戰場上的事蹟。但是我錯了。

雖然抗NMDA受體自體免疫型腦炎十分罕見，但是自體免疫疾病有一百多種，估計光是在美國，就有五千萬人飽受自體免疫疾病之苦。這個數字在過去三十年內翻了三倍，而且十分令人不解的是，這當中有百分之七十五左右是女性。這個數字比起所有癌症患者的人數加起來還要高。另外，自體免疫疾病也是導致各年齡階段女性殘疾的首要原因。至於女性為什麼比較容易發生自體免疫型疾病，原因眾說紛紜，從遺傳、環境到荷爾蒙（大部分的患者都是在生育年齡發病）都有人提出。有人認為女性的免疫系統原本就比較複雜（胎兒在某種程度上也算是外來物質，因此孕婦必須要能辨認出胎兒，保護它，不讓免疫系統攻擊它），正因為系統比較複雜，一旦出錯，問題通常也比較嚴重。而這只是眾多有待解答的謎題之一。

戴爾瑪醫生的實驗室陸續又發現了幾個和其他大腦受體有關的自體免疫疾病，所以抗NMDA受體抗體確實罕見，但並不是唯一。現在，這類抗體疾病已經自成了一種症候群。除了攻擊NMDA受體的抗體外，戴爾瑪醫生的實驗室又找到了另外六種大腦裡的抗體，而且這個數字還不斷的在增加。戴爾瑪醫師推測，待所有案例都確認後，應該可以達到二十種以上。這些發現可望讓原先那些姑且稱之為「原因不明之腦炎」或「未分類的精神病」等疾病獲得正名的機會。

我的文章在《郵報》刊載出來後，立刻收到了數百封爸爸媽媽們寄來的信，他們的孩子都被診斷出了各式各樣的自體免疫性疾病。寫信來的還有年紀和我相仿、身陷其境的女孩，還有些人則是懷疑他們的親人有類似的問題，想要了解治療的方法。就像任何重大創傷一樣，這場病會先將你炸得粉身碎骨，然後就在你歷經了痛苦、存活下來後，有一天你會做好準備，把自己回饋出去，去幫助那些正在經歷同樣痛苦的人。只是，這樣赤裸裸的呈現就像一道淌血的傷口，讓人頓時失去了所有的保護。

我聽到的案例情況要不是比我更淒慘，就是和我的情況相像。夜深人靜，那些談話內容讓我遲遲無法入眠：為什麼是我？為什麼我的抗體會轉而攻擊我的身體？為什麼我可以復原？

我不斷的問自己這些問題，倒不是自憐，而是真的想要知道我的身體為什麼背叛我。不過話又說回來，和我同病相憐的人其實不少？目前確定罹患抗NMDA受體自體免疫型腦炎的患者有幾千人，當中有許多人的結局並不好：有一個老太太被誤診為尿道感染，最後過世了；一名懷孕的媽媽因為病情嚴重，所以流產了；有幾個女孩子的卵巢被切除了，就因為醫生找不到畸胎瘤，而在我身上有神奇效果的免疫抑制劑，也沒在她們身上發揮作用。

我訪問過的患者幾乎都有妄想和幻覺的現象：有個音樂老師說她看見並聽見窗外有一場交響樂；一名年輕女子很確定自己被邪靈附身了，於是向神父求救，希望神父為她驅邪；另一個和我年紀相當的女生因為厭惡復原中的自己，於是扯掉了自己的頭髮、割傷了手臂。對生命中的男人產生妄想也很常見。一名中年婦女認定她的丈夫和一個鄰居生了孩子；一個十多歲的女孩確信她父親在外面有女人。一名十二歲的小女孩曾經從移動的車子跳下車；還有一個女士對葡萄上了癮（就像我對蘋果情有獨鍾一樣）。

所有我訪談的人都曾經迷失過，但不是每個人都找回了自己。有些人的聰明、風趣或活潑再也回不來了。

還有些人打電話來，是因為醫生認為他們有思覺失調症，但他們渴望有不同的答案。我的故事為他們帶來了希望，不過，當中有些不斷打電話來訴說他們的妄想，讓人有點害怕。

「妳知道的，他們在聽我們的談話，」一名年紀稍長的女士說道。

「什麼意思？」

「有人在竊聽我的電話，我不能透露太多。」

另一個說：「我可以聽到聲音。妳和他們一樣，都想要抓我。」

還有一位應該是有狂躁症的女士，聲音焦慮到讓人聽不出她在說什麼，她每天都會打來幾次，希望我可以和她見面，幫她看診。

「我不是醫生，不過妳可以打電話給這些人，」我說道，並把當初治療我的那些醫生的電話給她。但回歸現實，我和這些患者唯一的差別，不過就是我已經好了。我也曾經和這些人一樣，所以完全明白被困在破碎的靈魂裡是什麼滋味。

倖存者罪惡感是一種常見的創傷後壓力疾患（PTSD，posttraumatic stress disorder），有一份研究指出，包括癌症病患、愛滋病患者、戰爭退役者等在內，有百分之二十到三十的存活者會出現這種現象。我很能體會那種感受，但有時候我的情況卻是完全相反的。大部分有創傷後壓力情形的人，都會盡可能不去回想當初的創傷，但是我一點兒也不會。

不過我還是有些罪惡感，特別是和那些憤憤不平的家屬談話時。有一個男子打電話來，講的是他新婚老婆的事。他一開始是用臉書傳私訊給我，後來我把電話給了他。「妳怎麼知道妳不會再復發？」他毫不客氣的問道。

「我確實不知道，也沒有辦法告訴你答案。」

「妳怎麼能那麼確定呢？」

「我沒有，是醫生這麼告訴我的。」

「為什麼妳好了，但是我的太太還在生病呢？她甚至比妳還早診斷出問題。」兩個星期後，他打電話給我，「她死了。上個星期病逝了。我想說應該讓妳知道。」

他的太太沒有奇蹟式的復原，並不是每一個人都會奇蹟式的復原。這不是邏輯問題，而是運氣問題，不管這聽起來多不公平、多無情，事實就是這麼令人害怕。就算接受了適當的治療，還是有百分之二十五的患者可能會終身殘疾，甚至死亡。

許多患者在生了這場大病之後，轉念把它當成是一份禮物——如果是的話，也是一份糟糕透頂的禮物吧。就算是再可惡的仇人，我也不會拿這禮物來送給他。但它終究是一份禮物。

我後來和一位名叫妮斯琳・夏辛（Nesrin Shaheen）的女士變得很熟絡。她的女兒才十幾歲，大約和我在同一個時間發病，現在，她很熱心的推廣大家對這項疾病的認識。她花了許多時間經營她的抗ＮＭＤＡ受體型腦炎的臉書，幫助了數百名與這孤寂的疾病對抗的患者。除了妮斯琳的臉書，還有許多網站也致力於宣導這類疾病，將這些患者還有他們的家人們聯繫起來，讓大家不用單獨面對這場磨難。

我這輩子最受激勵的一刻，是在二〇一〇年的春天。一位名叫比爾・蓋維根（Bill Gavigan）的人打了電話給我。

「請問是蘇珊娜・卡哈蘭嗎？」他屏氣凝神的問。

「我就是，」我說，很少人會用這樣沉重的語氣喊我的名字，這讓我摸不著頭緒。比爾・蓋維根繼續往下說，告訴我他十多歲的女兒艾蜜莉（Emily）的故事。

在艾蜜莉還是賓州大學二年級學生時，有一天，她突然開始以飛快的速度說話，而且認定有卡車在跟蹤她，司機們還會以無線對講機來告訴彼此她的行蹤。隔天，他們要去紐約的百老匯看一齣戲，路上，艾蜜莉緊盯著周圍的車子，堅稱有人在跟蹤他們。這讓比爾和他的太太葛瑞絲非常擔心，於是他們立刻掉頭，改把車子開往醫院的急診室。到了醫院後，艾蜜莉的妄想更嚴重了。急診室的醫生讓她想起高中的歷史老師，她認為這個醫生是冒牌的，一定是有人假扮的。我當初也出現過一模一樣的情形，認為我爸爸，還有幫我做腦波檢查的護士都是假扮的。

艾蜜莉住進了精神病房，醫生要她住院觀察七十二個小時，期間不可以跟家人有任何聯繫。他們給她吃了一大堆情緒鎮定劑和抗精神病藥物，接著又在醫院待了兩個星期，最後出院時的診斷是「未分類的精神病」，這專業術語意思也就是「我們搞不懂」。

服用了大量藥物後，艾蜜莉變得異常鎮定。她很堅持要回去上學，但是學校的教導主任打電話來，說艾蜜莉行為脫序，讓他們很頭痛，所以艾蜜莉最後還是回家了。接下來的幾個星期，他們不斷進出一家當地的精神病診所，直到最後進了賓州精神醫學研究中心（Psychiatric Institute of Pennsylvania），並在那裡住了三個月。比爾用電影《飛越杜鵑窩》來比擬這場經歷。還沒有確診時，精神科醫生就告訴他們，雖然神經科醫師認為有可能是多發性硬化症，但他還是覺得思覺失調症的機率比較高。社工人員告訴他們，艾蜜莉「不可能有工作能力」，因此建議他們申請社會安全的殘障津貼。社工人員離開後，比爾直接把申請表格扔到垃圾桶，拒絕了她的好意。

就在這時候，比爾的姐姐瑪麗在電視節目《今日》（*Today*）看到我。有一位製作人在看了刊載在《郵報》的文章後，邀我上節目。瑪麗把節目錄下來寄給比爾，後來比爾把影帶連同我在《郵報》上寫的文章，一併拿給艾蜜莉的精神科醫師。

「她沒有癲癇，」這名精神科醫師立刻指出艾蜜莉和我之間的差別，完全容不得別人對他的診斷有任何質疑。「你必須試著接受你的女兒有精神疾病。」

在那個醫學研究中心住了二十一天後，艾蜜莉接受了門診治療，最後終於可以再度回到學校上課。雖然她的父母不認為她百分之百康復了，但是她的學期成績非常優秀。看來，艾蜜莉似乎跨過了這道難關，不管那是什麼樣的難關。但是回到家過春假時，她的生理和認知問題突然變得非常嚴重。比爾發現，她連簡單的數學問題都無法解開；葛瑞絲見她抱著一桶冰淇淋，手卻連湯匙都不知道該怎麼握。接著，她從說話速度愈來愈快，變成完全不說話。

他們將艾蜜莉緊急送到鄰近的醫院。那邊的醫生告訴他們，早在一年前，艾蜜莉的磁振造影就顯示她的大腦有發炎的情形，但是從沒有人告訴蓋維根夫婦這件事。在醫生準備要為她注射免疫球蛋白以減緩發炎反應時，艾蜜莉的大腦出現血栓，導致她癲癇長達一個半小時。

艾蜜莉在隔壁房間抽搐的時候，比爾把我的文章硬塞到值班的神經科醫生手裡。「馬上就給我讀，現在，」他命令。

醫生在比爾面前把文章讀完，然後把它放進口袋，並答應檢查艾蜜莉是否有什麼罕見的自體免疫疾病。

等到艾蜜莉可以移動時，他們用飛機送她到賓州大學。戴爾瑪醫師的同事為她做了診斷，並開始進行抗NMDA受體腦炎的治療。經過一連串積極的類固醇與化學治療後，艾蜜莉終於回到學校正常上課了。她可以說百分之百恢復了健康，並且在二〇一二年從大學畢業。

電話上，她的父親說，「我不想要誇張，但這件事真的就是這麼誇張。我必須說，要是沒有妳寫的那篇文章，我們的女兒就死了。」

他還傳了一段艾蜜莉溜冰的影片給我，並寫道：「我想，妳可能有興趣看看艾蜜莉溜冰的樣子。我已經兩年沒見過她溜冰了。影片裡，站在溜冰場中間的就是艾蜜莉。另外，上個週末剛好是母親節，讓我們有機會做些省思，同時也讓我想起上一個母親節，那時我用輪椅推著艾蜜莉在醫院的禮品店挑母親節卡片，當時的她既沒辦法說話，也沒辦法走路。沒想到一年後她竟然可以溜冰了，就像妳即將在影片中看到的。我們將繼續數算我們的恩典。」

我用手機打開影片。艾蜜莉穿著一件粉紅色的裙子和黑色的緊身褲，頭上綁著粉紅色的蝴蝶結，像浮在冰上似的來去自如，單腳墊起，在溜冰場的中央轉呀轉，轉呀轉的。

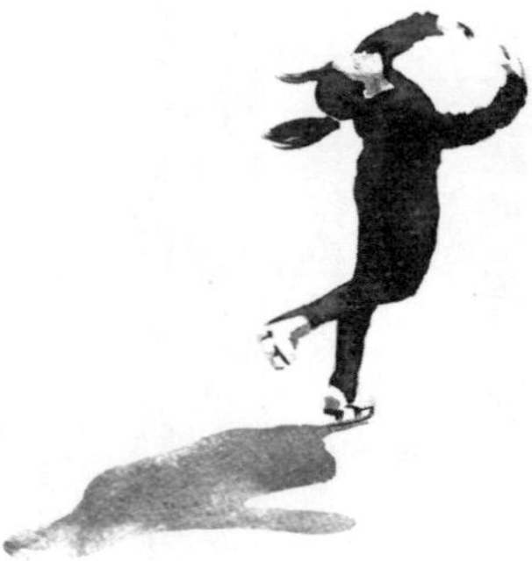

49 光耀門楣
Hometown Boy Makes Good

《郵報》那篇〈我離奇失憶發瘋的那個月〉不只改變了我的生命，也改變了納加醫師的生命。文章刊出後，納加醫師有一天邀請我到他在新澤西夏特山（Short Hills）的住處，那兒距離我媽媽家開車其實只要五分鐘。他出來開門，並介紹我給他的三個已經是青少年的孩子，還有他的太太瑪娃（Marwa）認識。瑪娃很漂亮，皮膚和頭髮的顏色都淡淡的，比納加醫師要年輕幾歲。他們是一九八九年，在紐約必克曼市區醫院的療養院（Infirmary Beekman Downtown Hospital，現在已經隸屬於紐約大學）認識的。納加醫生當時在那研究神經病理學，瑪娃則在實驗室工作。有一天下午，生性害羞的蘇海爾用阿拉伯語開個玩笑，沒想到瑪娃竟然聽得懂，笑了。她看起來一點都不像中東來的人，但是在他自己介紹後，才發現原來瑪娃也來自敘利亞。

我們在客廳的平台鋼琴旁坐下，瑪娃端了茶給我。聊天中，納加醫師提起了他的父親薩利姆．納加（Salim Najjar），並且得意的分享了他不可思議的故事。

薩利姆的母親在家裡附近的醫院工作，專門負責幫醫生們縫製白袍（純屬巧合），後來她的先生突然過世，由於她的工時長，而且收入微薄，實在無能撫養薩利姆，只好放棄他，所以薩利姆是在孤兒院長大的。薩利姆當了父親後，非常重視孩子們的教育，但是他自己卻連中學都沒有畢業。不過，他憑著堅強的毅力和完美主義的傾向，經營起建築事業，在事業頂峰時期，還蓋了大馬士革城裡的國際機場（Damascus International）。只不過，這些都比不上他的兒子在國外的成就。

「我父親讀了妳的文章，有報紙把它翻譯成阿拉伯文刊載出來了，而且還不只一家報紙，」納加醫師說道。「他看了之後，哭了。」

「不會吧，」我說道。

「真的哭了，他還把那篇文章裱了起來。」

我的文章發表後，駐聯合國的敘利亞大使特地向納加醫師致意，讚揚他在這件事的表現，並且把我發表在《郵報》上的文章寄給敘利亞的SANSA報社。經過了一個晚上，敘利亞的各大報都報導了這名敘利亞男孩，如何在美國成了一位華佗再世般的好醫生。

「妳要知道，我們現在講的可是一個不寫功課、老是惹麻煩的壞學生，」瑪娃笑了。「來自家鄉的小男孩出頭天了。寶貝，你做到了，恭喜你。」

納加醫師還被同一年的《紐約雜誌》（*New York Magazine*）評為美國最佳神經科醫師。

50 欣喜若狂 Ecstatic

我的報導在《郵報》刊載時，大部分認識我的人一定都會同意「蘇珊娜回來了」。我已經在《郵報》恢復為全職員工，納加醫師和阿爾斯蘭醫師也幫我把所有的藥都停了。二〇一〇年初，我甚至上了令人緊張萬分的現場直播節目《今日》，和大家討論我生病的經歷。

由於我媽媽和艾倫決定把他們在薩米特的房子賣了，所以我只好搬去和史提芬同住。我們兩個都認為這樣的進展速度太快了，但是看了很久，就是沒辦法找到一間符合我預算的公寓，幾個星期後，我很確定自己沒有能力可以負擔獨居的生活了。我遲遲不敢跟史提芬提搬過去和他同住的事，我怕這樣的進展速度會帶給他壓力。而且這對他也不太公平。他要怎麼拒絕我呢？但是當我輕描淡寫的提起這件事，他竟然毫不猶豫的說，「我原本就認為應該這麼做。」

即使我的狀況已經很好了，史提芬私底下還是對於要擔任我的照顧者有點緊張。萬一我出了什麼事，同住一個屋簷下的他恐怕難辭其咎。但他還是決定這麼做。我太脆弱了，不管是經濟上、情緒上、生理上都是如此，實在不適合一個人住，而且他也不希望和我分開。

我和男朋友同居了，現在，我這份「是否已經回復正常」的清單上，又添加一條理由了。但是得再過幾個月，我才敢很肯定的說自己又恢復成原來的我。遇到前男友時，眉頭不會皺一下；飛輪課時，也不再躲在角落了。

這一刻靜悄悄的到來，距離我的診斷已經超過一年的時間。那時，我在新墨西哥州的聖塔菲（Santa Fe）拜訪親戚，並參加了我的表哥布萊斯（Blythe）在二〇一〇年六月二十日舉行的婚禮。和先前那場婚禮截然不同，這一次，大家見到的我和過去的我已經沒有落差了。我感覺輕鬆自如，不需要很用力去想自己要說的話，也不用很勉強的和別人聊天，還有，我的幽默感也回來了。

原本以為要來為我哀悼的親朋好友，後來都侃侃跟我談了他們對我的感覺。我覺得自己就像《湯姆歷險記》裡的湯姆一樣，參加了自己的喪禮。這也算是一種奇妙的禮物吧。大部分的人都提到了兩件事：外向和愛說話，幾乎每個人都用了類似的字眼來描述我。我從不知道這就是大多數人對我的印象，可見得那個既不外向也不愛說話的我，帶給了大家多大的震驚。

我知道這個新的蘇珊娜和原本的蘇珊娜非常像。或許還存在著些許差別，但絕不是那種大改造。我說話的速度又變快了、工作上也遊刃有餘。我可以欣然接納自己，也認得照片中的我了。然而，當我把生病前和生病後的照片拿來比對，還是可以從她們的眼神看到改變，至於是失、是得，就不得而知了。

認得照片中的自己並不代表就是完全恢復，再怎麼樣，我就是不一樣了。每當我試著要找出自己究竟還有哪些細微的改變，我的手就會不自覺的去摸頭上那塊再也長不出頭髮的傷痕。那疤痕將永遠提醒著我，不管我覺得自己再怎麼「正常」，也無法回到過去的我了。

不過，還有比這更教人擔心的事。這個新的蘇珊娜每個晚上都會說夢話，之前的我並不會這樣。一天晚上，史提芬把尖叫中的我搖醒，「那邊有好大一瓶的牛奶。超大瓶的牛奶！」聽起來有點可笑，但是因為過去的經驗，讓人覺得這種情況還是有點危險。另外，我還得擔心一些以前的蘇珊娜從未擔心過的事。幾個月前，有個父親打電話來告訴我，她女兒又復發了。他還告訴我，有一位女士也是好幾年都沒問題了，但是就在一次出國旅遊時，又復發了。復發的機率是百分之二十。不像癌症，這種復發是沒有緩解期的，你可能在復原的隔天就又復發了，也可能是五年後才復發。不知道什麼原因，像我這類沒有畸胎瘤的患者，復發的機率也比較高，不過這些復發的患者在復發後，多半也都會復原。這一點讓我稍稍寬心了。

才不久前，我和史提芬有一回在我們的公寓裡看電視，我的眼角餘光瞄到地上有個東西在動。

「你看到了嗎？」我問史提芬。

「看到什麼？」

「沒事。」難道我又要瘋了？難道舊事又要重演了嗎？

接著，我又看到了。這一次，史提芬拿起他的鞋子，打死了一隻五公分長的蟑螂。

我必須和這樣的恐懼共處。它不至於控制我，或是阻礙我的決心，但是我確實得學著和它共處。我的親朋好友中，絕對不會有人用容易受驚嚇來形容我，但是現在搭地鐵時，我偶爾會覺得四周的顏色好像比平常還亮，這時，我就會想，是燈光的關係，還是我又要發瘋了呢？

至於那些更細微，無法觸及或感覺到的改變呢？我問史提芬他覺得我有不一樣嗎？有沒有什麼認知上的缺損是我不自知的呢？他想了想後，回答：「我不覺得。」但是他看起來並不是很篤定。

和我親近的人也不知不覺的隨著改變了。過去總是一派樂天的史提芬，現在也成了容易操煩的人，特別是對於跟我有關的事。

「妳有沒有帶手機？會去多久？出發時打電話給我，」只要我漏接了他的電話，他就會不停再打，或是傳簡訊給我。

有好長一段時間，史提芬把我當成是件容易破碎的瓷器，而他則是我的保護者。他容不得我出現任何裂縫或缺損。對於他這麼做，我當然是萬分感激，只不過有時候難免會惱怒。實在不能怪他，但我就是怪他了。一直以來就自力更生、亟欲獨立的我，怎能容忍有個人像保姆一樣，亦步亦趨的守著我呢？於是，我任性的反抗他，在外頭待到很晚卻不打電話給他，也因為他不間斷的查勤，對他發脾氣。一直到我的行為比較像是大人了，史提芬才開始把我當成大人看待，慢慢的，我們才又重新找到平衡，發展出健康的關係，而不是在刺眼的病房燈光下，那種病人與照顧者的關係。總之，他當然還是擔心，而且我也不期待這件事會出現轉機。他經常想起在我的舊公寓那晚的情景，我的眼球上吊、身子僵硬，我們倆的生命永遠改變。

另一方面，有些事是永遠不會變的。住院的那段期間裡，我爸媽暫時把他們之間的深仇大恨放下了，但是等我一好，他們就又無法和平共處了。沒有到醫院看診的機會可以保持聯絡後，他們也再度回到互相迴避的相處模式，這是即使他們的女兒到鬼門關前走一遭，也彌補不了的。

有人說，人是永遠不會變的。我記得剛上中學時，輔導老師請我們到她的辦公室，和我們討論從小學進入中學的過渡時期。她要我們從大約五十個左右的情緒圖案中，挑出一個圖案來代表我們第一天上課的心情。我選了「欣喜若狂」，一個張大嘴笑的圖案。輔導老師看了很驚訝，因為會選這個情緒的人實在不多。我一直以來都是熱情外放的人，但是如果現在再讓我選一次，我還是說我欣喜若狂嗎？或是我已經失去那種熱情了呢？會不會有一小部分的我，還是未能在浴火之後重生呢？

51 逃脫風險？

Flight Risk?

那個冒牌的腦波檢查護士、整點新聞上我爸爸被記者蜂擁包圍的畫面、艾倫不作聲的凌辱，這些弔詭的記憶還是揮之不去，反倒是有些事實，甚至已經寫成白紙黑字的事，我卻忘得乾乾淨淨的，一點兒也不著痕跡。如果說，我記得的盡是幻覺，那叫我如何相信自己的大腦呢？

一直到現在，我還是沒有辦法清楚辨別哪些事是真的，又哪些事只是假象。我甚至問我媽媽，艾倫那天在車上是不是真的有罵我婊子。

「妳在說些什麼？」我媽媽回答，顯然對我居然會這樣問感到痛心。「他絕對不會做這種事。」

她說得沒錯，照說他確實不會說這種話。但是為什麼我就是拋不開這些記憶呢？為什麼這幾個特定的記憶會這麼完整？如果我沒有精神疾病，這些幻想是打哪來的呢？

雖然幻想、妄想等不符合事實的虛幻想法，都是罹患思覺失調症的典型跡象，但是你不見得要得精神疾病，才會有這些困擾。二〇一〇年，劍橋大學的研究人員為了了解思覺失調症患者的思考模式，進行了一項研究。他們利用K他命（ketamine）來阻斷NMDA受體，也就是造成我生病的受體，然後進行了「橡膠手錯覺」實驗。他們要這十五名學生把一隻手放在桌上的橡膠手旁邊，並用隔板將橡膠手和受試者的手隔起來，讓受試者看不到自己的手，只專注在橡膠手上。這時，研究人員會拿兩支筆刷，同時用刷毛刷橡膠手和受試者的手。一段時間後，受試者便會誤以為緊盯的橡膠手是自己的手。注射安慰劑時，受試者也會有誤以為橡膠手是自己的手的情形，但是注射K他命的受試者更快，也更容易產生這種錯覺。這個實驗顯示，注射K他命會藉由某種機制，讓受試者失去真實感，讓一些一般頭腦清楚的人知道不可能發生的事（例如可以憑意志力將某個人變老之類），變為可能。

人們研究橡膠手這類現象已經有幾十年的歷史了，但是到目前為止，大家對於造成這種現象的基本機制依舊沒有共識。

我們只知道這種情形發生時，我們的大腦感覺接收到了外來的刺激，這種刺激可以是視覺、聽覺或觸覺，但事實上這個刺激是不存在的；也就是我們的大腦無法區別什麼是來自外在刺激，什麼是來自內在想像，也就是一般說的自我監控理論（self-monitoring theory）。

由於這些幻想是患者自己製造的，不但可信，還歷歷在目，心理學教授菲利浦・哈維（Philip Harvey）這麼解釋，「由於這些幻想是你自己製造的，所以你會記得特別清楚。我們稱這個現象叫做生成效應（generation effect）。」

患有思覺失調症的患者或許在認知和記憶能力上有缺損，但如果要記的是自己塑造的記憶，他們可以記得和健康的人一樣好。舉個例子，如果你要思覺失調症的患者記得一串字詞，最好的辦法，就是請他們自己用這些字詞編成一個故事，這麼做的效果比起直接記憶，或是單純的記憶都要有效率多了。

除此之外，因為這類自己編出來的故事都非常情緒化，所以會被海馬迴和杏仁核標示為重要事件。以我的情形而言，這兩個部位都受到影響了。杏仁核是海馬迴上方一個杏仁狀的構造，與我們的情緒和記憶有密切的關係，它會根據事件帶給我們的創傷或興奮，幫助我們選擇哪些記憶應該保留，哪些記憶應該刪除。海馬迴標註的是記憶的內容（例如醫院病房、穿紫色衣服的護士），杏仁核則負責提供情緒資訊（例如害怕、興奮、疼痛）。

如果某個經驗被杏仁核標註為有高度情緒價值，那麼，它被保留下來的機會就相對提高，我們稱這個過程為登錄（encoding），最後，再經過鞏固（consolidation）的作用後，就成了記憶。海馬迴和杏仁核可以幫助我們登錄並鞏固過去的經歷，接著將它變成可以提取的記憶。一旦這個精密的系統有任何閃失，記憶就無法形成。

我恐怕永遠忘不了靠著意志力把精神科醫生變老的事，可見得我們的記憶有多不可靠。這樣的領悟持續困擾著我。

還有一件事我也記得很清楚。住在嚴密監控室的四人房時，我一覺醒來，發現自己的手腳被禁錮住了，一名身穿「紫色衣服的小姐」看著我。我很清楚的記得，我低頭看了我的右手，發現上頭有一個橘色的手環，上頭寫著「有逃脫風險」。我的家人和朋友也都記得這件事，所以我認為這件事一定是真的，寫著有逃脫風險的手環肯定確有其事。

但這件事最後竟是想像來的。當我向醫生和護士提及這件事，他們都說根本沒有這種手環。有個護士說，「或許妳戴的是寫『有跌倒風險』的手環，但應該不是橘色的，是黃色的。」我也從腦波影片證實了這件事，根本沒有什麼橘色的逃脫風險手環。

「在回想過去的某個事件時，我們可能會在回想過程中添加其他訊息，最後製造出嶄新的回憶，」心理學家伊麗莎白．羅夫特斯（Elizabeth Loftus）解釋道。羅夫特斯博士花了一輩子的時間，證明我們的記憶經常是錯誤的。她在一九七八年進行的一項研究，幾乎是所有基礎心理學課都會提到的內容。實驗中，羅夫特斯博士讓受試者看了幾張一部紅色車子撞到一個行人的照片。照片上有個紅色的「停止再開」標誌，但是羅夫特斯博士在問問題時，故意加了些誤導訊息，例如：「請問那個禮讓行人的標誌是什麼顏色的？」研究結果顯示，誤導訊息會讓受試者回答錯誤的機率比較高。這樣的發現對於目擊者證詞的可信度是一大挑戰。

二〇〇〇年，一個來自紐約的神經科學家團隊再次證明這個假設，他們利用實驗室大鼠，來觀察我們回想起來的記憶是否每次都一樣，最後發現了大腦儲存記憶時的另一個步驟，叫重複鞏固（reconsolidation）。我們每次回想都是一次記憶重建，新的（有時是錯的）資訊就在這時候滲透進去。這樣的過程是有它的目的的，因為我們必須利用新的訊息來更新過去的經歷，只不過，有時會造成嚴重的失真。

心理學教授亨利・羅迪格（Henry Roedigger）認為，關於這個寫著「有逃脫風險」手環的情況，有可能是一種社會感染：一個人把事情記錯了，然後又告訴另外一個人，結果就會像藉著空氣傳播的疾病一樣，四處擴散，有如電影《危機總動員》（*Outbreak*）裡的災難情節。

是我醞釀出這個錯誤的記憶的嗎？我在以訛傳訛嗎？我明明就記得手上戴過寫著「有逃脫風險」的手環。難道沒有嗎？

52 X夫人 Madame X

我在二〇一〇年十二月去訪問了幫我做過評估的克莉絲．莫里森醫生。「我們的大腦會編些小故事，」她解釋道，「妳可能會把一些不完全記得的片段、場景組合起來，然後把這件事在大腦裡重複排演許多次，接著，很可能就會開始相信事情真的是這樣子……」就像寫著「有逃脫風險」的手環一樣。

同樣的，我們的大腦在看到認得的東西時，也會啟動提取機制。氣味、影像都可以讓我們立刻回到過去的某個時刻，勾起陣陣回憶。出院一年後，我的朋友柯琳帶我去一間叫伊根（Egan's）的酒吧。

這店名聽起來有點耳熟。我去過那嗎？我不記得了。

我們走進這家高級的愛爾蘭酒吧，步向吧台。沒有，我沒有來過。但是就在我走到中間的用餐區時，我看到了一個低垂的大吊燈，這時我恍然大悟，我來過，就在我生病前。我是和史提芬、他的姊姊和姊夫一起來的，那時候我們要去聽萊恩．亞當斯的演唱會。我不但記起來自己曾經來過這間餐廳，還記得我點的是炸魚薯條。

油油亮亮、堆得像座小山的薯條外面吸滿了油脂。我克制著不讓自己吐出來。我試著要和大家聊天，但是我的注意力全都在那油亮的炸魚薯條上。

當時的情景居然可以栩栩如生的立即浮現，真是不可思議。還有哪些事是我忘記了的呢？又有什麼事，會在日後再度回來，教我措手不及？我再度懷疑，自己所以為的事實，究竟有多薄弱呢？

我幾乎每天都會想起一些事情。可能是一點芝麻蒜皮般的小事，像是我住院時穿的襪子的顏色，或是一個簡單的字，像是某回我在藥房裡看到了一盒科拉切，想起那是我在醫院吃的軟便劑，連帶著，關於亞德琳護士的記憶也一起湧現了。發生這種事時，我不免覺得是另一個蘇珊娜在呼喚我，在告訴我，我或許走了，但是妳永遠忘不了我。就像影片裡的那個女孩一樣：「拜託。」

我也知道，每一個我想起來的回憶，都代表背後可能還有數百個、數千個我沒有想起來的事。不管我問了多少醫生、做過多少次面談、把筆記翻過多少遍都一樣，許多生命中的點滴已經流失。

在我搬過去和史提芬同住的一年後，有一天早上我終於有空開始拆從舊公寓搬過來的箱子了。其中有個小箱子裡裝了一台老舊的吹風機、捲髮器、幾本筆記本，和一個咖啡色的紙袋。紙袋裡有一張明信片，上頭是一名頭髮烏黑的女子。我知道這是一幅有名的畫，而且我一定在哪裡看過它，但就是想不起來：

畫裡的女生莊嚴的立著，這讓她下垂的鼻梁和過高的額頭顯得更為突兀。黑色的晚禮服和她蒼白的皮膚形成了強烈對比，裸露的肩膀上，只用了兩條珠寶做的肩帶將禮服固定住。右手的指尖以極不自然的姿勢扶著一張木頭桌子、支撐著身體，另一隻手則拉起裙擺，一副皇后駕臨的氣勢。這是一個誘人，但矯揉造作的姿勢。她看起來既變態又傲慢，傲慢到不願意承認自己已經病入膏肓了。

這個女人有一股特異的吸引力，和貝里醫生診所裡那幅〈胡蘿蔔〉給人那種既具吸引力又反感的矛盾感覺不一樣。這個女人令我感覺到的是股強烈的古老氣質，會讓我想到我的童年。又過了一會兒，我終於找到那個感受的來源了。小時候，我常常在媽媽的衣櫃裡亂翻，我再看了那幅畫幾分鐘，努力想要找出它和我遺忘的記憶有什麼關聯。最後，我把明信片翻過來看了。

是約翰．聖加．薩金特（John Singer Sargent）在一八八四年畫的〈X夫人〉（*Madame X*）。袋子還留著當時的購買收據，價錢是一．六三美元，購買地點是大都會藝術博物館（Metropolitan Museum of Art），時間是二〇〇九年二月十七日，就在我第一次在公司崩潰的不久後。我完全想不起任何和那次博物館參觀有關的記憶，完全不記得我曾經在二月去過博物館。我不記得曾經站在這幅畫前，或是有什麼原因，讓我對這位有權勢卻脆弱的女人特別有感覺。

或許，在某個層面上，我是記得的。我想要相信尼采所說的：「沒有人可以證明有遺忘這回事。我們僅僅知道，有時我們會想不起試圖想起的事。」

或許，這些事不是真的被遺忘了，而是存在我們心裡的某個角落，等著適當的時候被想起來。到現在，我還是沒有想起關於那幅畫的回憶，這也讓我不禁要想：我究竟還忘了什麼？是忘了，還是隱藏起來了呢？

某個隱藏在我內心深處的感受，讓我對那幅畫有股強烈的情緒。後來，我把這張明信片黏在我寫作的房間牆上。我發現自己經常對著它發愣，或許現在的「我」當時不在博物館，所以沒有經歷到那份感動，但某一部分的我是有的，或許，有一部分的我在消失的那一個月裡，一直都是在的。這樣的想法多少安慰了我。

53 穿紫色衣服的小姐
The Purple Lady

離開紐約大學蘭格恩醫學中心的癲癇病房將近兩年後，我再度回去探訪。走上第一大道後，我朝遠處那棟紐約大學紫色招牌高掛的醫療大樓走去。我推動旋轉門，為了配合坐輪椅的人，它的速度非常緩慢，通過旋轉門後，進到醫院大廳。現代化的大廳裡，穿白袍的醫師在病人間快速穿梭，幾個藥廠的業務員看起來像是有點年紀的兄弟會成員。有些訪客拿寫著「病人物品」的塑膠袋，離開了醫院。入口處有好幾個給人消毒手的地方。我走過了當年癲癇發作時的報到處，雖說那天的事，我唯一記得的，就只有我住院前買的那杯咖啡。

搭電梯到十二樓時，我想到那個月期間，我爸、我媽，還有史提芬，每天都得搭這電梯上上下下好幾次。太令人難以置信了。

奇怪的是裡頭所有的東西都顯得很陌生，也沒有半個護士認出我來。我通過走道，還經過了護理站，完全沒有人注意到我。不遠處有一個人癱倒在地，發出咯咯聲。護理站的護士立刻衝了過去，我跟在他們後頭。那名男子拳打腳踢的，還不時從喉嚨深處發出原始的呻吟聲。一組護理人員將他制住，一名警衛把他抬上了輪床。他的病人袍從肚臍眼以下是打開的，我趕緊把臉轉到一邊。一個穿綠色制服的護士從我旁邊走過。

「請問這裡是癲癇科嗎？」我問她。

「不是。妳走錯方向了。這是大樓的東側，癲癇科在大樓西側的同一層樓。」至少，這一次不是我的記憶在跟我惡作劇。

我重回大廳，進了另一部電梯。只不過，眼前的景象還是讓我失望了，我完全不認得任何東西。就在這時候，一陣撲鼻而來的味道喚回了我的記憶：那是酒精沾濕了棉花棒混著麝香的味道。就是這兒了，一定是這。然後，我見到她了。那個穿紫色衣服的小姐。她也看著我，而且，這次她的眼神裡沒有害怕，或同情，或恐懼。在她的眼裡，我是一個正常、健康的人，一個她想不起來在哪裡見過的人。

我笑了。「還記得我嗎？」我問道。

「我不太確定，」她用不變的牙買加口音，坦白的回答。「請問妳是？」

「蘇珊娜．卡哈蘭。」

她的眼睛瞪得大大的。「噢，我想起來了。當然，我當然記得妳。」她笑了。「真的是妳，妳看起來很不一樣。妳看起來好多了。」

我們立刻抱在一起。她的身體聞起來就像是乾洗手的味道。回憶一幕幕的湧現在我眼前：我爸爸餵我吃燕麥片，我媽媽緊握雙手、焦急的望著窗外，史提芬提著他的皮箱前來。應該要哭的，但是我反而笑了。

那位穿紫色衣服的小姐溫柔的親了我的臉頰。

後記
Afterword

一年後，我再次回到紐約大學。這次去的目的和這本書無關，而是要去拜訪納加醫生的一名病人，她最近剛被診斷出患了和我一樣的病。來到二〇三病房門口，我立刻從渴望和疲憊的眼神認出患者的父母。他們領我進到病房，我看到她——我——趴在床上。

她沉重的眼皮下有一股風暴，同時還有一陣死寂，硬是把我拉回到過去。原來當時的我就是這個樣子。她既興奮又困惑的抓著床邊的護欄，亟欲碰觸我，已經復原的我，可是她的身體不願意配合，太僵硬，也太遲鈍了。終於，她移動到可以和我擁抱的程度。她的皮膚散發出熱來，我可以感覺到她的每一根肋骨。

她的眼睛沒在看我，只是重複說著，「我不敢相信妳來了。」就像不敢相信真有我這個人一樣。

她的父母跟我解釋了他們的女兒是如何找上納加醫生的。原來，一切都要感謝貝里醫生，那個一直認定我有酒精戒斷問題的醫生。在他們的女兒住進精神病房後，他們去找貝里醫生諮詢。他告訴他們，他在《神經學》（*Neurology*）期刊上看到一篇相關的文章，建議他們去找納加醫生。他還是不願意承認他誤判了我的狀況，但是顯然有從中記取教訓。

這原本是一種罕見的疾病，現在逐漸被注意到，也可以輕易治療了。在我被診斷出來的當時，估計還有百分之九十的患者仍未被診斷出來。現在，有愈來愈多的醫生知道要做這方面的檢查，如果發現得夠早，在積極治療之下，有百分之八十一的患者可以完全康復。對於一個病症最嚴重時是那麼無助的疾病來說，這算是非常高的比例。我那天拜訪的那個女孩現在跟從前一樣朝氣蓬勃，她自己住，也回去上班了。

從二〇〇九年到現在，這個疾病的發展的確有很大的進步了，但還是有許多未完成的事。它的死亡率還是有百分之七。有些患者的復原也不是完全的。除了有畸胎瘤的患者，其他患者的病因依舊不明。研究人員也不斷發現這種疾病的其他型態，截至目前為止，共有七類。

我把推廣大家對這個疾病的認識當成自己的責任。我到許多大學、醫院、精神病中心等，去分享我的案例，並幫忙籌備了非營利機構「自體免疫型腦炎聯盟」（Autoimmune

Encephalitis Alliance），希望促進大家對這類疾病的研究，也希望每個患者都可以接受到和我一樣高品質的治療。詳細的情形，請參考 www.aealliance.org。

我相信這本書為許多身受折磨的人提供了正當性，現在，這個疾病有了名字。對於那些還沒有給自己的病症找到名字的，我給了他們希望。

曾經有人問我，「如果可以的話，妳會不會寧願不要走這麼一遭？」

當時，我還不知道答案，但是現在我知道了。沒有人可以拿任何東西來換取我那場可怕的經歷，因為從我的那片黑暗裡，衍生出太多亮光了。

致謝 Acknowledgments

要不是有你們，我絕對做不到。這句客套話人人會說，但是我相信以我的例子來看，這句話絕對如假包換。我可以毫無虛言的這麼說，要不是我的生命中出現了這麼多貴人，我今天根本不可能在這裡，寫下以下這些文字。

給我的家人：我的媽媽、我的爸爸、史提芬和詹姆斯，以及艾倫・高德曼（Allen Goldman）、吉賽兒・卡哈蘭（Giselle Cahalan）、漢娜・格林（Hannah Green）、倫・格林（Len Green）和安娜・柯爾赫（Ana Coelho）等親人，謝謝你們從沒放棄我，即使在我最黑暗的時刻也是如此。謝謝提供「好吃的火雞」的史提芬家人，謝謝他的爸媽約翰・格里瓦斯基（John Grywalski）和真・歐馬里（Jane O'Malley），謝謝你們養育出一個這麼優秀的兒子。你們都是我的磐石，因為有你們，我今天能夠健康的在這裡。

我不知道要如何感謝我聰明又無私的豪斯醫生們：蘇海爾・納加醫生和荷西・戴爾瑪醫生。我想就長話短說：謝謝你們救了我一命。也謝謝你們花了這麼多寶貴的時間跟我解釋大腦和免疫系統的奧祕，並為這本書審稿。謝謝紐約大學蘭格恩醫學中心裡的莎賓娜・可罕醫生、安貞桓（Jung Hwan Ahn）醫生、傑佛瑞・佛萊德曼醫生、韋納・道爾醫生、凱倫・真德爾醫生、塔瑪拉・利卡佛特（Tamara Ricaforte）醫生、羅拉・當布拉瓦（Laura Dumbrava）醫生、希拉蕊・伯帝胥醫生、史蒂夫・修恩堡（Steve Schoenberg）護士、歐里恩・丹文斯基（Orrin Devinsky）醫生、朵里・克里薩斯（Dorie Klissas）和克雷葛・安德魯斯（Craig Andrews）。就像我爸媽在他們的致謝公告上寫的：「我不知道還有什麼工作比你們每天所做的更有意義。」

寫作是件孤單的差事，我很幸運有兩位超級經紀人萊里・魏斯曼（Larry Weissman）和薩莎・艾爾珀（Sascha Alper）為我打理一切。謝謝你們從一開始就對我充滿信心，並持續在我遇到困難時引導我。你們對我的意義不再只是生意上的夥伴，而是我的家人。

謝謝自由出版社（Free Press），我過去兩年的家。謝謝有無限天分的希拉蕊・雷德蒙（Hilary Redmon）為我編輯這本書，謝謝和我一樣熱愛科學的妳見到這本書的獨特之處，並協助我將這個故事娓娓道來。謝謝才華洋溢的米莉森特・班尼特（Millicent Bennett），妳透過嫻熟的編輯功夫和盤根問底的提問，將這本書推向了更高的層次，遠超過我原有的期待。謝謝這本書公關吉兒・西格爾（Jill Siegel）和卡里莎・海斯（Carisa Hays），謝謝妳們相信我的故事很重要。謝謝克羅伊・伯金斯（Chloe Perkins），妳花了那麼多夜晚，就為了使這本書變得更好。謝謝所有自由出版社的團隊：蘇珊・唐納修（Suzanne Donahue）、妮可・賈奇（Nicole Judge）、保羅・歐哈洛倫（Paul O’Halloran）、伊蒂絲・路易斯（Edith Lewis）、比佛利・米勒（Beverly Miller）、克雷爾・凱利（Claire Kelley）、阿蘭娜・拉米瑞茲（Alanna Ramirez）、悉尼・塔尼加瓦（Sydney Tanigawa）、羅拉・

泰瑟姆（Laura Tatham）、凱文・麥卡希爾（Kevin McCahill）、布里特妮・杜拉克（Brittany Dulac）、凱利・羅伯茲（Kelly Roberts），以及艾倫・里貝克（Erin Reback）。最後，謝謝多明尼克・安弗索（Dominick Anfuso）和瑪莎・李文（Martha Levin）對我的信心，並提供作家們這樣充滿支持的工作環境。

謝謝我的插畫家摩根・史懷哲（Morgan Schweitzer），你的作品完全符合我的需求，它們為這本書增添了生氣。謝謝米漢・克里斯特（Meehan Crist），你不但幫助我在這麼複雜的難題中理出頭緒，也幫助我找到了自己的聲音。

我要謝謝以下這些耐心提供我協助的專家：賓州大學的麗塔・巴利斯高登博士，妳對解釋抽象的概念真的很有一套；紐約大學醫學中心的克莉絲・莫里森醫生是幫助我了解大腦「故障」的關鍵人物；哥倫比亞大學的文森・拉卡尼羅（Vincent Racaniello）博士幫助我認識病毒；邁阿密大學的菲利浦・哈維（Philip Harvey）博士和我分享你對思覺失調症的認識；紐沃克貝斯以色列醫學中心的羅伯特・拉西塔（Robert Lahita）醫生花了幾個小時，在電話上為我解釋什麼是巨噬細胞；約翰・霍普金斯大學的大衛・林頓（David Linden）耐心的跟我解釋ＮＭＤＡ受體在大腦扮演的角色；康乃迪克大學的喬・帕赫特（Joel Pachter）博士告訴我血腦障壁是怎麼運作的；最後，謝謝聖路易華盛頓大學的亨利・羅伊迪傑三世（Henry Roediger III）博士，以及華盛頓大學的伊麗莎白・羅夫特斯（Elizabeth Loftus）博士，為我解釋虛構的記憶。

謝謝紐約醫學會（New York Academy of Medicine）和紐約公共圖書館（New York Public Library）的圖書管理員，還有我在哥倫比亞科學作家（NeuWrite）團隊的夥伴協助我搜尋錯綜複雜的科學文獻。

謝謝那些異常勇敢的倖存者，以及他們的家人，謝謝你們毫不吝嗇的接受我成為你們生命中的一部分：妮斯琳・夏辛和她的女兒桑妮亞・葛拉姆克（Sonia Gramcko）；艾蜜莉、比爾和葛瑞絲・蓋維根一家人；桑德拉・瑞里（Sandra Reali）；雪洛（Cheryl）、湯尼（Tony）和傑登・路易薩（Jayden Liuzza）一家人；基拉・蓋文斯・艾克爾斯（Kiera Givens Echols）；安琪・麥高恩（Angie McGowan）；多娜・哈里斯・朱洛夫（Donna Harris Zulauf）；安娜麗莎・米爾（Annalisa Meier）和她的父母；還有太多人了。

謝謝保羅・麥克波林（Paul McPolin），我真誠坦率的《郵報》編輯，就像我在書裡說的，你是位傑出的編輯，你的才華與寬宏大量都在這本書中表露無遺。謝謝莫琳・卡拉罕（Maureen Callahan），謝謝妳在無盡的夜晚陪我喝馬丁尼、聽我碎碎念，妳的見解也在這本作品上展現出來了。謝謝安琪拉・蒙帝芬尼斯（Angela Montefinise），在這本書還只是雛形的時候，妳就告訴我它會是一部好作品，謝謝妳帶起司漢堡到醫院給我、謝謝妳收留我的貓咪，妳的恩情我永遠還不完。謝謝茱莉・史塔朋（Julie Stapen），謝謝妳在我最需要的時候，讓我可以放鬆心情（妳現在可能會因為那張大便的照片而臭名昭彰了）。當然，還要謝謝妳花了兩個小時的時間，細心的為我拍攝最佳的作者照片。

謝謝凱蒂・史特勞斯（Katie Strauss）送來的絨毛老鼠玩具、珍妮佛・阿姆斯（Jennifer Arms）的裸麥貝果、琳賽・德林頓（Lindsey Derrington）遠從聖路易來看我、柯琳・格特文（Colleen Gutwein）那些美麗的柬埔寨照片、麥肯琪・道森（Mackenzie Dawson）給我薩特（Sartre）的名言，還有金潔・亞當斯・歐提斯（Ginger Adams Otis）和薩克・哈伯曼（Zach Haberman）代替我照顧小灰。

謝謝《紐約郵報》，特別是週日新聞的夥伴們，謝謝你們從我生病到完成這本書的過程中，一路支持我。你們是我最好的夥伴。謝謝吉姆・凡納里（Jim Fanelli）、哈薩尼・吉頓斯（Hasani Gittens）、蘇・愛德曼（Sue Edelman）、麗茲・普瑞斯曼（Liz Pressman）、伊莎貝爾・文森（Isabel Vincent）、羅伯・華爾許（Rob Walsh），以及科爾斯頓・佛萊明（Kirsten Fleming）在我寫這本書時提供諸多協助。謝謝〈我離奇失憶發瘋的那個月〉這篇文章的編輯史蒂夫・林區（Steve Lynch），以及我的啟蒙編輯羅蘭・拉姆斯比（Lauren Ramsby）教我多問一個「為什麼」的價值。

謝謝那些提供我寶貴見解的親朋好友：高德曼（Goldman）一家人、法沙諾（Fasano）一家、羅絲瑪麗・特瑞吉歐（Rosemarie Terenzio）、布萊恩・希瑞里（Bryan Cirelli）、傑・杜朗（Jay Turon）、莎拉・諾爾（Sarah Nurre）、法蘭克・芬尼莫爾（Frank Fenimore）、凱爾希・凱菲爾（Kelsey Kiefer）、卡雷・加特賽德（Calle Gartside）、大衛・伯納德（David Bernard）、克莉絲蒂・修瓦茲曼（Kristy Schwarzman）、貝絲・史塔克（Beth Starker），還有傑夫・凡斯（Jeff Vines）。謝謝普雷斯頓・布朗寧（Preston Browning）讓我在他迷人的源泉之家（Wellspring House）寫這本書，它已經成了我第二個家。

最後，雖然我還是不知道妳的名字，但謝謝妳，「穿紫色衣服的小姐」。

©Annie Watt

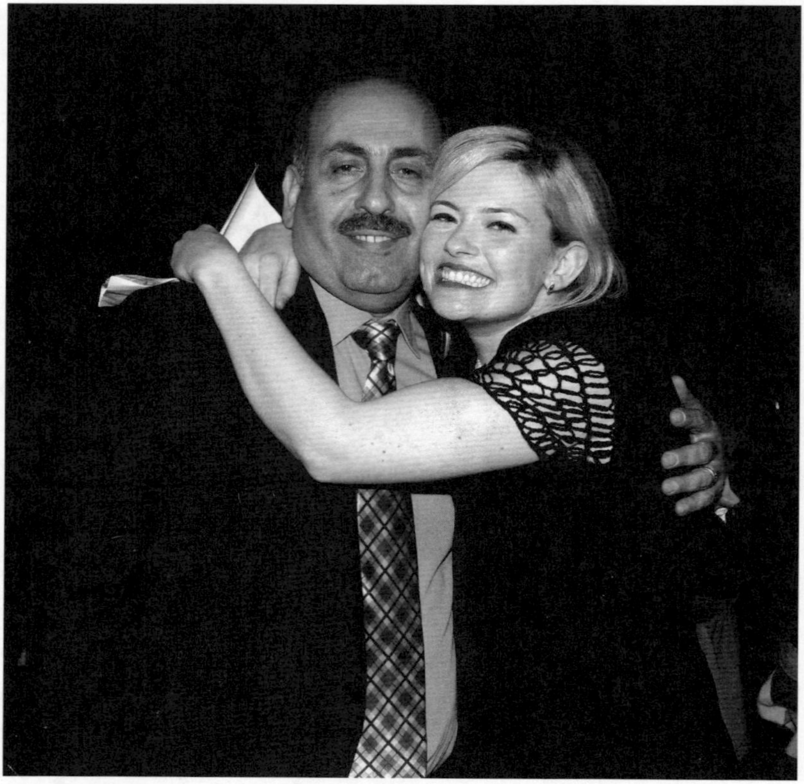

本書作者與她的救命恩人納加醫生。攝於二〇一三年三月。

圖片版權
Illustration Credits

Illustration by Morgan Schweitzer：17、72、115、171、245、316、326頁
醫療紀錄：117、138、139、173頁
Illustration by Morgan Schweitzer and Susannah Cahalan：192頁
Images from Dr. Josep Dalmau, University of Pennsylvania, Department of Neurology：213頁
Images from Dr. Souhel Najjar, NYU Medical Center, Departments of Neurology and Neuropathology：304、305頁
封面圖片：作者提供

Experience of Illusory Body Ownership," *Biological Psychiatry* 69, no. 1 (2011): 35–41.

自我監控理論：Sharon Begley, "The Schizophrenic Mind," *Newsweek*, March 11, 2002, www.newsweek.com/2002/03/10/the-schizophrenic -mind.print.html (accessed April 21, 2011). Dominic H. Ffytche, "The Hodology of a Hallucinations," *Cortex* 44 (2008): 1067–1083.

生成效應：Philip D. Harvey et al., "Cortical and Subcortical Cognitive Deficits in Schizophrenia: Convergence of Classifications Based on Language and Memory Skill Areas," *Journal of Clinical and Experimental Neuropsychology* 24 (2002): 55–66. Carol A. Tamminga, Ana D. Stan, and Anthony D. Wagner, "The Hippocampal Formation in Schizophrenia," *American Journal of Psychiatry* 167 (2010): 1178–1193. Daphna Shohamy, Perry Mihalakos, Ronald Chin, Binu Thomas, Anthony D. Wagner, and Carol Tamminga, "Learning and Generalization in Schizophrenia: Effects of Disease and Antipsychotic Drug Treatment," *Biological Psychiatry* 67 (2010): 926–932.

杏仁核是海馬迴上方一個杏仁狀的構造：Michael O'Shea, *The Brain: A Very Short Introduction* (Oxford: Oxford University Press, 2005). Rita Carter, Susan Aldridge, Martyn Page, and Steve Parker, *The Human Brain Book* (London: DK Adult, 2009). Elizabeth A. Phelps and Tali Sharot, "How (and Why) Emotion Enhances Subjective Sense of Recollection," *Current Directions in Psychological Sciences* 17 (2008): 147–152, http://www.psych.nyu.edu/phelpslab/papers/08_CDPS_V17No2_147.pdf. Joseph E. LeDoux, "Emotion Circuits in the Brain," *Annual Reviews of Neuroscience* 23 (2000): 155–185.

登錄並鞏固過去的經歷：Jesse Rissman and Anthony D. Wagner, "Distributed Representations in Memory: Insights from Functional Brain Imaging," *Annual Review of Psychology* 63 (2012): 101–128. Richard C. Mohs, "How Human Memory Works," HowStuff Works.com, http://science.howstuffworks.com/environmental/life/human-biology/human-memory.htm.

羅夫特斯博士花了一輩子的時間：William Saletan, "The Memory Doctor: The Future of False Memories," Slate.com, June 4, 2010, http://www.slate.com/articles/health_and_science/the_memory_doctor/2010/06/the_memory_doctor.single.html.

來自紐約的神經科學家團隊：Greg Miller, "How Our Brains Make Memories," *Smithsonian*, May 2010, http://www.smithsonianmag.com/science -nature/How-Our-Brains-Make-Memories.html. "Big Think Interview with Joseph LeDoux," BigThink.com, June 9, 2010, http://bigthink.com/josephledoux.

Laboratory Investigations in Patients with Anti-NMDAR Encephalitis," *Lancet Neurology* 10 (2011): 63–74.

二〇〇九年，一個來自田納西州的十三歲小女孩：Emily Bregel, "Chattanooga: Teen Has 'Miraculous' Recovery from an Unusual Tumor Disorder," TimesFreePress.com, June 11, 2009, http://timesfreepress.com/news/2009/jun/11/chattanooga-teen-has-miraculous-recovery-unusualt/?local.

一種叫語言模仿的症狀：Guillaume Sébire, "In Search of Lost Time: From Demonic Possession to Anti-NMDAR Encephalitis," *Annals of Neurology* 66 (2009): 11–8. Nicole R. Florance and Josep Dalmau, "Reply to: In Search of Lost Time: From 'Demonic Possession to Anti-NMDAR Encephalitis,'" *Annals of Neurology* 67 (2010): 142–143.

自一位十九歲的女孩：Souhel Najjar, D. Pearlman, D. Zagzag, J. Golfinos, and O. Devinsky, "Glutamic Acid Decarboxylase Autoantibody Syndrome Presenting as Schizophrenia," *Neurologist* 18 (2012): 88–91.

誤診率：David Leonhardt, "Why Doctors So Often Get It Wrong," *New York Times*, February 22, 2006, http://www.nytimes .com/2006/02/22/business/22leonhardt.html.

CHAPTER 48 倖存者的罪惡感

自體免疫疾病有一百多種：American Autoimmune Related Diseases Association and National Coalition of Autoimmune Patient Groups, "The Cost Burden of Autoimmune Disease: The Latest Front in the War on Healthcare Spending" (Eastpointe, Mich.: American Autoimmune Related Diseases Association, 2011). Autoimmune Diseases Coordinating Committee, "Autoimmune Diseases Research" (Bethesda, Md.: National Institutes of Health, March 2005).

百分之二十到三十的存活者會出現這種現象：Gwen Adshead, "Psychological Therapies for Post-Traumatic Stress Disorder," *British Journal of Psychiatry* 177 (2000): 144–148.

CHAPTER 50 欣喜若狂

復發的機率是百分之二十：Josep Dalmau et al., "Clinical Experience and Laboratory Investigations in Patients with Anti-NMDAR Encephalitis," *Lancet Neurology* 10 (2011): 63–74.

CHAPTER 51 有逃脫風險？

二〇一〇年，劍橋大學的研究人員：Hannah L. Morgan, Danielle C. Turner, Philip R. Corlett, Anthony R. Absalom, Ram Adapa, Fernando S. Arana, Jennifer Pigott, Jenny Gardner, Jessica Everitt, Patrick Haggard, Cahalan_Brain_i-274_PTR.indd 258 9/5/12 10:42 AMand Paul C. Fletcher, "Exploring the Impact of Ketamine on the

CHAPTER 34 加州之夢

一八〇〇年代晚期的一家瑞典乳製奶油工廠：T. J. Hamblin, "Apheresis Therapy: Spin-Drying the Blood," *British Medical Journal* 285 (1982): 1136–1137. Dianne M. Cearlock and David Gerteisen, "Therapeutic Plasmapheresis for Autoimmune Diseases: Advances and Outcomes," *Medical Laboratory Observer*, November 2010, http://www .mlo-online. com/articles/nov00.pdf (accessed May 2011).

CHAPTER 39 正常範圍之內

患有精神疾病的病人很難具體說出自己的問題：Rhawn Joseph, Neuropsychiatry, Neuropsychology, Clinical Neuroscience (Orlando, Fla.: Academic Press, 2000), http:// brainmind.com/Agnosia .html.

CHAPTER 40 雨傘

額葉負責的是比較複雜的執行功能：Michael O'Shea, *The Brain: A Very Short Introduction* (Oxford: Oxford University Press, 2005). Rita Carter, Susan Aldridge, Martyn Page, and Steve Parker, *The Human Brain Book* (London: DK Adult, 2009).

「冰錐」額葉摘除法："My Lobotomy: Henry Dully's Journey," *All Things Considered*, NPR.org, November 16, 2005, http://www.npr.org/ templates/story/story. php?storyId=5014080 (accessed May 13, 2011). Shanna Freeman, "How Lobotomies Work," HowStuffWorks.com, http://science .howstuffworks.com/environmental/life/ human-biology/lobotomy3.htm (accessed May 13, 2011).

CHAPTER 43 NMDA

《紐約時報雜誌》的「診斷」專欄：Lisa Sanders, "Diagnosis: Brain Drain," *New York Times Magazine*, November 9, 2008, http://query.nytimes.com/gst/fullpage.html?res=9C05E7 DA1F3BF93AA35752C1A96E9C8B63.

CHAPTER 47 大法師

小兒神經科醫生吉隆姆・賽比爾：Guillaume Sébire et al., "Coma Associated with Intense Bursts of Abnormal Movements and Long-Lasting Cognitive Disturbances: An Acute Encephalopathy of Obscure Origin," *Journal of Pediatrics* 121 (1992): 845–851.

羅伯特・迪隆在一篇一九八一年和同僚一起發表的論文：Robert G. Delong et al., "Acquired Reversible Autistic Syndrome in Acute Encephalopathic Illness in Children," *Child Neurology* 38 (1981): 191–194.

這種疾病的患者中，孩童占了百分之四十：Josep Dalmau et al., "Clinical Experience and

Josep Dalmau, "Paraneoplastic Encephalitis, Psychiatric Symptoms, and Hypoventilation in Ovarian Teratomas," *Annals of Neurology* 58 (2005): 594–604.

NMDA與受體的結合在學習上扮演極重要的角色：David J. Linden, *The Accidental Mind: How Brain Evolution Has Given Us Love, Memory, Dreams and God* (Cambridge, Mass.: Belknap Press of Harvard University Press, 2007), 107–144. Fei Li and Joe Z. Tsien, "Memory and NMDA Receptors," *New England Journal of Medicine 361* (2009): 302–303.

NMDA受體遭全數剔除的小鼠：Wade Roush, "New Knockout Mice Point to Molecular Basis of Memory," *Science* 275 (1997), www.bio.davidson.edu/courses/molbio/restricted/knockbrain/BrainKO.html (accessed May 18, 2011). Zhenzhong Cui, Huimin Wang, Yuansheng Tan, Kimberly A. Zaia, Shuqin Zhang, and Joe Z. Tsein, "Inducible and Reversible NR1 Knockout Reveals Crucial Role of the NMDA Receptor in Preserving Remote Memories in the Brain," *Neuron* 41 (2004): 781–793. Laure Rondi-Reig, Megan Libbey, Howard Eichenbaum, and Susumu Tonegawa, "CA1-Specific NMDA Receptor Knockout Mice Are Deficient in Solving Nonspatial Transverse Patterning Task," *Proceedings of the National Academy of Sciences* 98 (2001): 3543–3548.

又發表了一篇論文：Josep Dalmau et al., "Paraneoplastic Anti-N-Methyl-D-Aspartate Receptor Encephalitis Associated with Ovarian Teratoma," *Annals of Neurology* 61 (2007): 25–36.

CHAPTER 31 真相大白

有百分之七十的患者一開始只是出現頭痛、發燒、噁心、嘔吐等，讓人不以為意的類流感症狀：Josep Dalmau et al., "Clinical Experience and Laboratory Investigations in Patients with Anti-NMDAR Encephalitis," *Lancet Neurology* 10 (2011): 63–74.

有百分之七十五的患者可以完全恢復健康，或是只有輕微的後遺症：Josep Dalmau et al., "Clinical Experience and Laboratory Investigations in Patients with Anti-NMDAR Encephalitis," *Lancet Neurology* 10 (2011): 63–74.

在一八〇〇年代末期發現的，一名德國醫生根據希臘文原意裡的怪物，把它取名為「畸胎瘤」（teratoma）：Elizabeth Svoboda, "Monster Tumors Show Scientific Potential in War against Cancer," *New York Times,* June 6, 2006, http://www.nytimes.com/2006/06/06/health/06tera.html (accessed May 1, 2011).

CHAPTER 33 回家

復原的過程往往和它的進程是反過來的順序：Josep Dalmau et al., "Clinical Experience and Laboratory Investigations in Patients with AntiNMDAR Encephalitis," *Lancet Neurology* 10 (2011): 63–74.

Simple (Miami: Med Master, 2009). Robert G. Lahita, *Women and Autoimmune Disease: The Mysterious Ways Your Body Betrays Itself* (New York: Morrow, 2004).
診斷僵直症的症狀：Brendan T. Carroll, Christopher Thomas, Kameshwari Jayanti, John M. Hawkins, and Carrie Burbage, "Treating Persistent Catatonia When Benzodiazepines Fail," *Current Psychiatry* 4 (2005): 59.

CHAPTER 26 時鐘

雖然是在一九五〇年代中期發明的：Janus Kremer, "Clock Drawing in Dementia: A Critical Review," *Revista Neurologica Argentina* 27 (2002): 223–227.
我們的視覺是左右兩邊腦半球經過許多道繁複的手續才形成的：Francesco Pavani, Elisabetta Ladavas, and Jon Driver, "Auditory and Multisensory Aspects of Visuospatial Neglect," *Trends in Cognitive Sciences* 7 (2008): 407–414. V. S. Ramachandran and Sandra Blakeslee, *Phantoms in the Brain: Probing the Mysteries of the Human Mind* (New York: Morrow, 1998), 115–125. V. S. Ramachandran, The *Tell-Tale Brain: A Neuroscientist's Quest for What Makes Us Human* (New York: Norton, 2011), 1–21. Michael O'Shea, *The Brain: A Very Short Introduction* (Oxford: Oxford University Press, 2005). Rita Carter, Susan Aldridge, Martyn Page, and Steve Parker, *The Human Brain Book* (London: DK Adult, 2009). Stephen G. Waxman, *Clinical Neuroanatomy, Twenty-Sixth Edition* (New York: McGraw-Hill, 2010).
視覺冷漠：V. S. Ramachandran and Sandra Blakeslee, *Phantoms in the Brain: Probing the Mysteries of the Human Mind* (New York: Morrow, 1998), 118.

CHAPTER 28 影子拳手

血腦障壁：Davis Lab, "History of the Blood Brain Barrier," University of Arizona, http://davislab.med.arizona.edu/content/history-blood-brain-barrier (accessed April 23, 2011).
裡頭的皮質類固醇：Julia C. Buckingham, "Glucocorticoids: Exemplars of Multi-Tasking," *British Journal of Pharmacology* 147 (2006): S258—S268. Mayo Clinic Staff, "Prednisone and Other Corticosteroids: Balance the Risks and Benefits," MayoClinic.com, http://www .mayoclinic.com/health/steriods/HQ01431 (accessed May 8, 2011). Peter J. Barnes, "How Corticosteroids Control Inflammation: Quintiles Prize Lecture 2005," *British Journal of Pharmacology* 148 (2006): 245–254.

CHAPTER 29 戴爾瑪氏症

伴腫瘤症候群：National Institute of Neurological Disorders and Stroke, "NINDS Paraneoplastic Syndrome Information Page," National Institutes of Health, http://www.ninds.nih.gov/disorders/ paraneoplastic/paraneoplastic.htm (accessed March 2, 2011). Roberta Vitaliani, Warren Mason, Beau Ances, Theodore Zwerdling, Zhilong Jiang, and

Neuroanatomy, Twenty-Sixth Edition (New York: McGraw Hill, 2010).
我們的大腦是像個怪物，但美得出奇：William F. Allman, *Apprentices of Wonder: Inside the Neural Network Revolution* (New York: Bantam, 1989), 3.

CHAPTER 24 免疫球蛋白靜脈注射

免疫球蛋白的注射袋裡：Falk Nimmerjahn and Jeffrey V. Ravetch, "The Anti-Inflammatory Activity of IgG: The Intravenous IgG Paradox," *Journal of Experimental Medicine* 204 (2007): 11–15. Arturo Casadevall, Ekaterina Dadachova, and Liise-Anne Pirofski, "Passive Antibody Therapy for Infectious Diseases," *Nature Reviews Microbiology* 2 (2004): 695–703. Noah S. Scheinfeld, "Intravenous Immunoglobulin," *Medscape Reference*, http://emedicine.medscape.com/article/210367-overview (accessed May 8, 2011).

免疫系統藉由製造抗體：Antibodies are created by the body's immune system: John M. Dwyer, *The Body at War: The Story of Our Immune System* (Sydney, Australia: Allen & Unwin, 1994), 28–52. S. Jane Flint, Lynn W. Enquist, Vincent R. Racaniello, and A. M. Skalka, *Principles of Virology: Molecular Biology, Pathogenesis, and Control of Animal Viruses, Third Edition* (Washington, D.C.: American Society of Microbiology, 2009), 86–130. Noel R. Rose and Ian R. Mackay, eds., *The Autoimmune Diseases, Fourth Edition* (St. Louis, Mo.: Elsevier, 2006). Lauren Sompayrac, *How the Immune System Works, Third Edition* (Oxford: Blackwell, 2008). Massoud Mahmoudi, *Immunology Made Ridiculously Simple* (Miami: Med Master, 2009). Robert G. Lahita, *Women and Autoimmune Disease: The Mysterious Ways Your Body Betrays Itself* (New York: Morrow, 2004).

十天到數分鐘或數個小時的差別：Vincent Racaniello, "Innate Immune Defenses," Virology.ws, http://www.virology.ws/2009/06/03/innate-immune-defenses (accessed March 11, 2010). Vincent Racaniello, "Adaptive Immune Defenses," Virology.ws, http://www .virology.ws/2009/07/03/adaptive-immune-defenses (accessed March 11, 2010).

體內戰爭引起的：Lauren Sompayrac, *How the Immune System Works, Third Edition* (Oxford: Blackwell, 2008). *Massoud Mahmoudi, Immunology Made Ridiculously Simple* (Miami: Med Master, 2009). Robert G. Lahita, *Women and Autoimmune Disease: The Mysterious Ways Your Body Betrays Itself* (New York: Morrow, 2004).

製造抗體的漿細胞：John M. Dwyer, *The Body at War: The Story of Our Immune System* (Sydney, Australia: Allen & Unwin, 1994), 28–52. S. Jane Flint, Lynn W. Enquist, Vincent R. Racaniello, and A. M. Skalka, *Principles of Virology: Molecular Biology, Pathogenesis, and Control of Animal Viruses, Third Edition* (Washington, D.C.: American Society of Microbiology, 2009), 86–130. Noel R. Rose and Ian R. Mackay, eds., *The Autoimmune Diseases: Fourth Edition* (St. Louis: Elsevier, 2006). Lauren Sompayrac, *How the Immune System Works, Third Edition* (Oxford: Blackwell, 2008). Massoud Mahmoudi, *Immunology Made Ridiculously*

(accessed February 20, 2010).
解離性身分障礙："Dissociative Identity Disorder," in American Psychiatric Association, *Diagnostic and Statistical Manual of Mental Disorders—IV (Text Revision)* (Washington, D.C.: American Psychiatric Association, 2 000), 526–529.
最糟糕的情形是一分："Bipolar Disorder," in ibid.

CHAPTER 18 重大新聞

就像晴天霹靂一樣：P. A. Pichot, "A Comparison of Different National Concepts of Schizoaffective Psychosis," in *Schizoaffective Psychoses* (Berlin: Springer-Verlag, 1986), 8–16. A. Marneros and M. T. Tsuang, "Schizoaffective Questions and Directions," in *Schizoaffective Psychoses* (Berlin: Springer-Verlag, 1986).
沒有間斷的處於：American Psychiatric Association, *Diagnostic and Statistical Manual of Mental Disorders—IV (Text Revision)* (Washington, D.C.: American Psychiatric Association, 2000), 319–323.

CHAPTER 21 死神放長假

一九三三年，七歲大的亨利．哥斯托夫．莫雷森被一輛腳踏車撞到：Luke Dittrich, "The Brain That Changed Everything," Esquire.com, October 5, 2010, www.esquire.com/features/henry-molaison-brain-1110 (accessed May 8, 2011). "Histopathological Examination of the Brain of Amnesiac Patient H.M.," *Brain Observatory*, August 18, 2010, http://thebrainobservatory .ucsd.edu/content/histopathological-examination-brain-amnesic-patient-hm (accessed May 8, 2011). William Beecher Scoville and Brenda Milner, "Loss of Recent Memory after Bilateral Hippocampal Lesions," *Journal of Neurology, Neurosurgery and Psychiatry* 20 (1957): 11–21. Benedict Carey, "H.M., an Unforgettable Amnesiac, Dies at 82," *New York Times*, December 5, 2008, http://www.nytimes.com/2008/12/05/us/05hm.html?pagewanted=all (accessed May 8, 2011).
克萊夫總以為自己剛從昏迷中醒過來：Deborah Wearing, Forever *Today: A True Story of Lost Memory and Never-Ending Love* (London: Corgi, 2006).
我從沒聽過任何聲音：Oliver Sacks, "The Abyss: Music and Amnesia," *New Yorker*, September 24, 2007, http://www.newyorker.com/reporting/ 2007/09/24/070924fa_fact_sacks (accessed September 13, 2011).

CHAPTER 22 美得出奇

在脊髓上方，大腦下方：Michael O'Shea, *The Brain: A Very Short Introduction* (Oxford: Oxford University Press, 2005). Rita Carter, Susan Aldridge, Martyn Page, and Steve Parker, *The Human Brain Book* (London: DK Adult, 2009). Stephen G. Waxman, *Clinical*

CHAPTER 9 一絲瘋狂

被《錢》雜誌評為美國最適合居住的地方：*CNN Money*, "Best Places to Live: 2005," Money.CNN.com, http://money.cnn.com/magazines/moneymag/bplive/2005/snapshots/30683.html (accessed Thursday, April 12, 2012).

這是一種大腦疾病，患者會有異於平常的情緒波動：National Institutes of Health, "Bipolar Disorder," NIH.gov, http://www.nimh.nih.gov/health/publications/bipolar-disorder/nimh-bipolar-adults.pdf (accessed March 14, 2009).

金・凱瑞、溫斯頓・邱吉爾、馬克・吐溫、費雯・麗、貝多芬和提姆・波頓：*Bipolar Disorder Today*, "Famous People with Bipolar Disorder," Mental-Health-Today.com, http://www.mental-health-today.com/bp/famous_people.htm (accessed March 14, 2009).

CHAPTER 15 凱卜葛拉斯症候群

她的先生是「雙重人」：Orin Devinsky, "Delusional Misidentifications and Duplications," *Neurology* 72 (2009): 80–87.

有一份研究更指出：Jad Abumrad and Robert Krulwich, "Seeing Imposters: When Loved Ones Suddenly Aren't," NPR, March 30, 2010, http://www.npr.org/templates/story/story.php?storyId=124745692 (accessed May 4, 2011). V. S. Ramachandran and Sandra Blakeslee, *Phantoms in the Brain: Probing the Mysteries of the Human Mind* (New York: Morrow, 1998), 161–171.

CHAPTER 16 癲癇後的暴怒

持續十二個小時，也可能長達三個月：Orin Devinsky, "Postictal Psychosis: Common, Dangerous, and Treatable," *Epilepsy Currents*, February 26, 2008, 31–34. Kenneth Alper et al., "Premorbid Psychiatric Risk Factors for Postictal Psychosis," *Journal of Neuropsychiatry and Clinical Neuroscience* 13 (2001): 492–499. Akira Ogata and Taihei Miyakawa, "Religious Experience in Epileptic Patients with Focus on Ictal-Related Episodes," *Psychiatry and Clinical Neuroscience* 52 (1998): 321–325.

癲癇後暴怒：S. J. Logsdail and B. K. Toone, "Post-Ictal Psychoses: A Clinical and Phenomenological Description," *British Journal of Psychiatry* 152 (1988): 246–252.

大約有四分之一的人：Michael Trimble, Andy Kanner, and Bettina Schmitz, "Postictal Psychosis," *Epilepsy and Behavior* 19 (2010): 159–161.

CHAPTER 17 多重人格障礙

精神病好發的年紀：The New York Times Health Guide, "Schizophrenia," *Health.nytimes.com*, http://health .nytimes.com/health/guides/disease/schizophrenia/risk-factors.html

原註
Notes

CHAPTER 1 惱人的臭蟲

不時覺得身上有蟲在爬：Nancy C. Hinkle, "Delusory Parasitosis," *American Entomologist* 46, no. 1 (2000): 17–25, http://www.ent.uga.edu/pubs/delusory.pdf (accessed August 2, 2011).

將數百萬個病毒散播給……：Vincent Racaniello, "Virology 101," *Virology Blog: About Viruses and Diseases*, http://www.virology.ws/virology-101/ (accessed March 1, 2011). Robert Kulwich, "Flu Attack! How the Virus Invades Your Body," *NPR.org* [blog], October 23, 2009 (accessed March 1, 2011).

CHAPTER 4 力挽狂瀾

我一直試著忘記妳：Robert D. Siegel, *The Wrestler*, directed by Darren Aronofsky, Fox Searchlight, 2008.

CHAPTER 7 再次上路

一大早確實就該吃這樣的好料理："Basking in Basque Country," *Spain … on the Road Again*, PBS, New York, original broadcast date October 18, 2008.

CHAPTER 8 靈魂出竅

複雜的局部性癲癇發作：Epilepsy Foundation, "Temporal Lobe Epilepsy," Epilepsyfoundation.org, http://www.epilepsyfoundation.org/aboutepilepsy/syndromes/temporallobeepilepsy.cfm (accessed March 1, 2011). Temkin Owsei, *The Falling Sickness: A History of Epilepsy from the Greeks to the Beginnings of Modern Neurology* (Baltimore: Johns Hopkins University Press, 1971).

像是「耶誕節早晨」：Alice W. Flaherty, The Midnight Disease: *The Drive to Write, Writer's Block and the Creative Brain* (New York: Houghton Mifflin, 2004), 27.

宗教經驗：Akira Ogata and Taihei Miyakawa, "Religious Experience in Epileptic Patients with Focus on Ictal-Related Episodes," *Psychiatry and Clinical Neurosciences* 52 (1998): 321–325, http://onlinelibrary.wiley.com/doi/10.1046/j.1440–1819.1998.00397.x/pdf.

在顳葉癲癇的患者中（有一小部分）：Shahar Arzy, Gregor Thut, Christine Mohr, Christoph M. Michel, and Olaf Blanke, "Neural Basis of Embodiment: Distinct Contributions of Temporoparietal Junction and Extrastriate Body Area," *Journal of Neuroscience* 26 (2006): 8074–8081.

FOCUS 1

我發瘋的那段日子 一個全球熱議的醫療案例

BRAIN ON FIRE My Month of Madness

作　　者　蘇珊娜・卡哈蘭（Susannah Cahalan）
譯　　者　張瓊懿
責任編輯　林慧雯
封面設計　蔡佳豪

編輯出版　行路／遠足文化事業股份有限公司
總 編 輯　林慧雯
社　　長　郭重興
發 行 人　曾大福
發　　行　遠足文化事業股份有限公司　代表號：(02)2218-1417
23141新北市新店區民權路108之4號8樓
客服專線：0800-221-029　傳真：(02)8667-1065
郵政劃撥帳號：19504465　戶名：遠足文化事業股份有限公司
歡迎團體訂購，另有優惠，請洽業務部(02)2218-1417分機1124、1135
法律顧問　華洋法律事務所　蘇文生律師
特別聲明　本書中的言論內容不代表本公司／出版集團的立場及意見，
由作者自行承擔文責。

印　　製　韋懋實業有限公司
三版一刷　2023年2月
定　　價　440元
I S B N　9786267244043（紙本）
9786267244074（PDF）
9786267244081（EPUB）

國家圖書館預行編目資料

我發瘋的那段日子：一個全球熱議的醫療案例
蘇珊娜・卡哈蘭（Susannah Cahalan）作；張瓊懿譯
—三版.—新北市：
行路，遠足文化事業股份有限公司，2023年2月
面；　公分
譯自：Brain on Fire: My Month of Madness
ISBN　978-626-7244-04-3（平裝）
1.CST：腦炎　2.CST：病人　3.CST：通俗作品
415.9314　　111020756